Dr. med. Stephanie Grabhorn

Granatapfel – Frucht der Götter

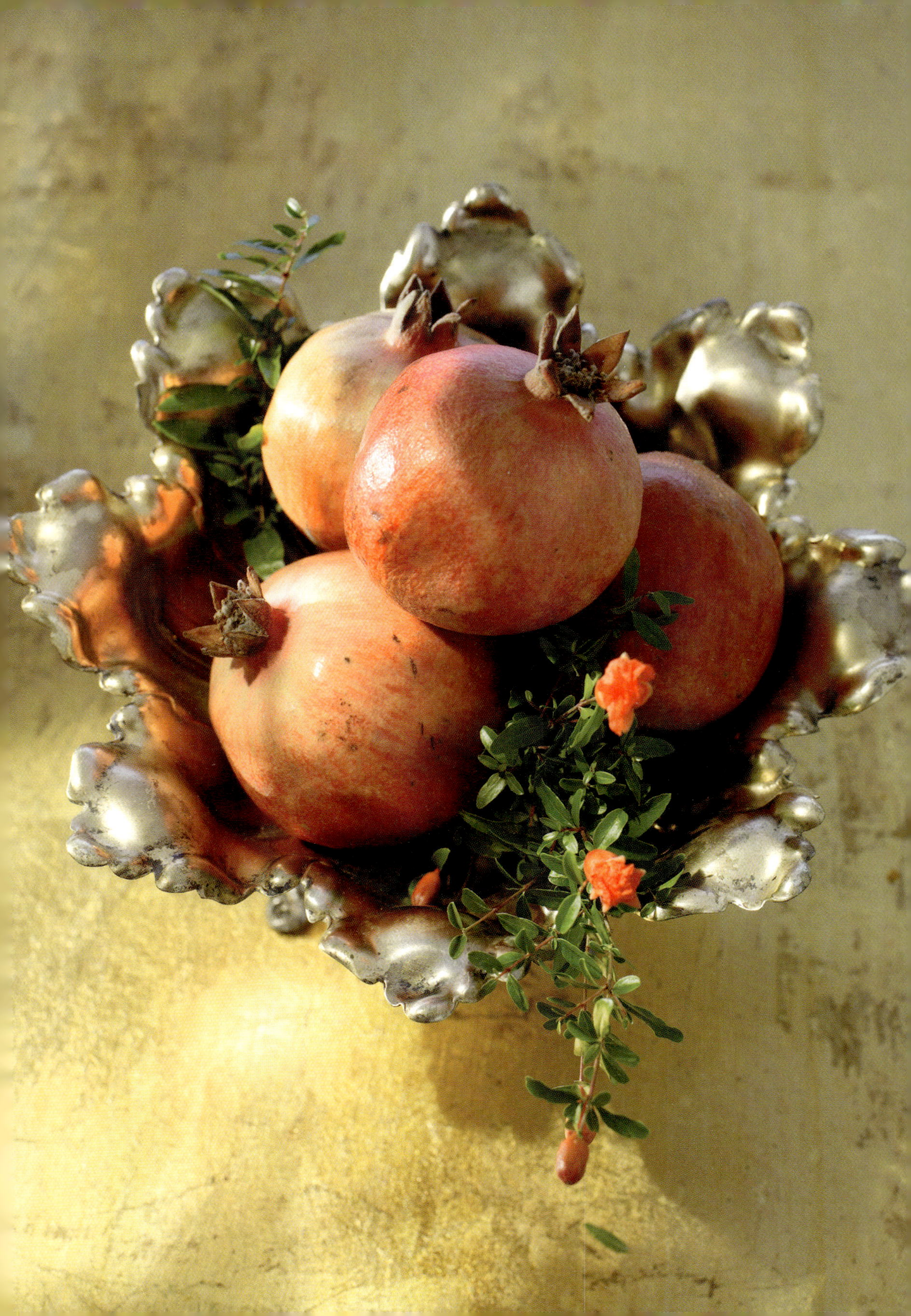

Dr. med. Stephanie Grabhorn

Granatapfel – Frucht der Götter

Heilwirkung, Anwendungen, Tipps und Rezepte

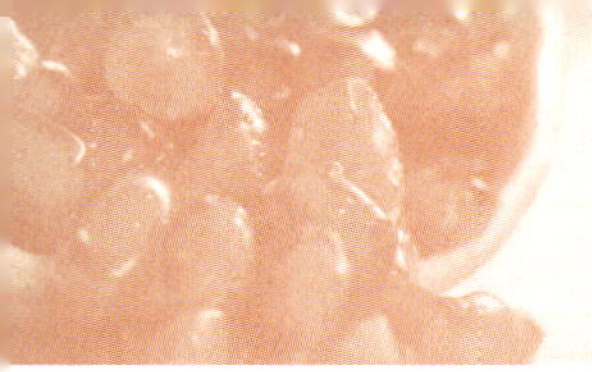

Inhalt

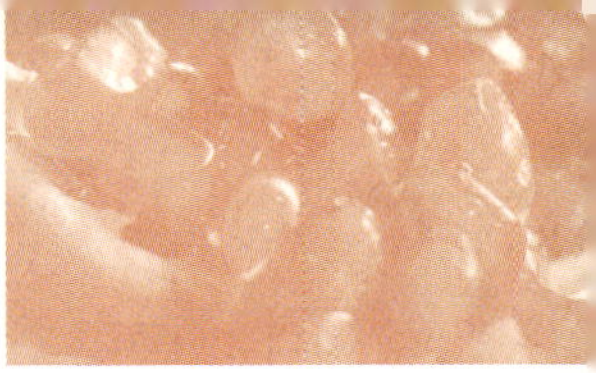

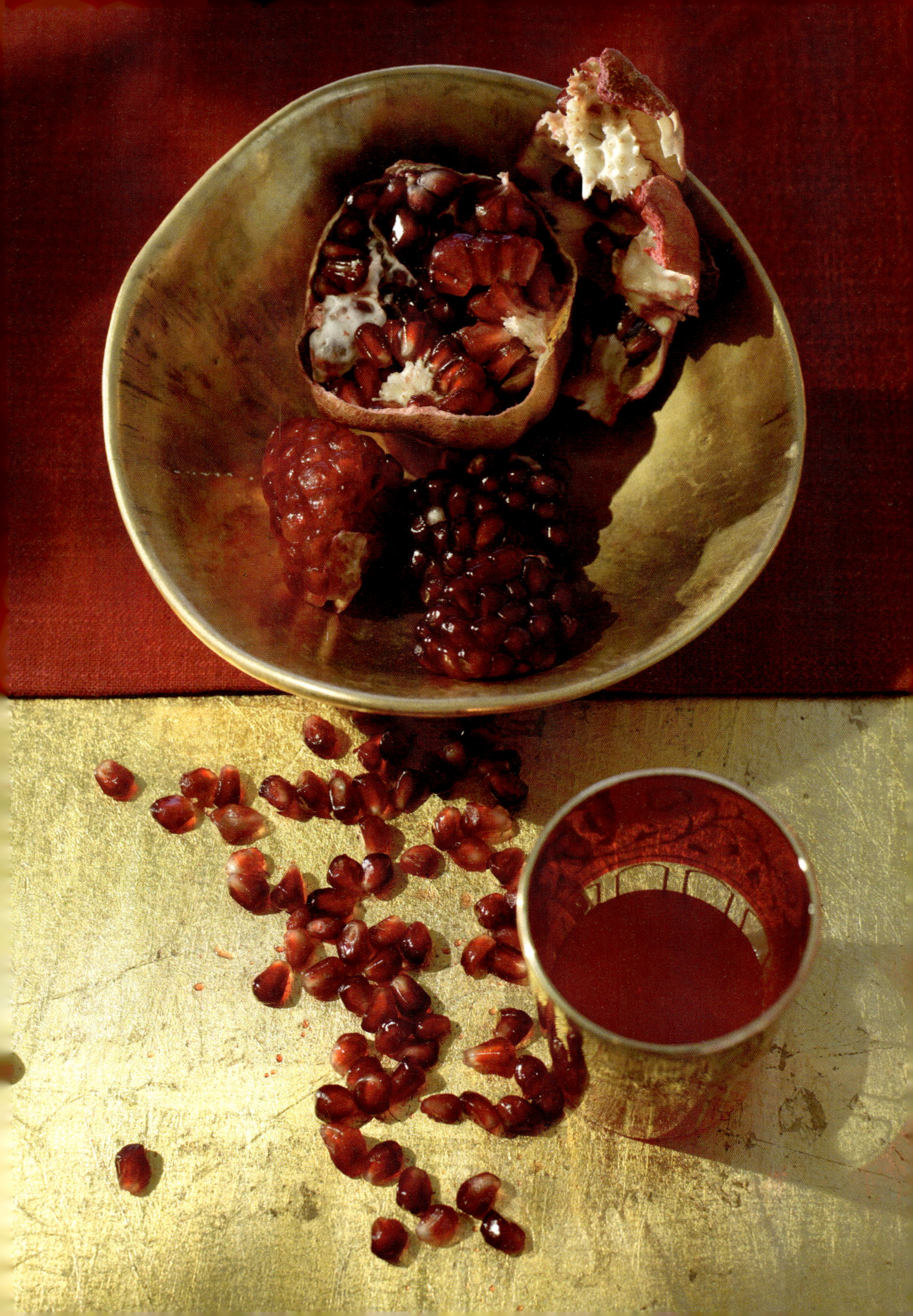

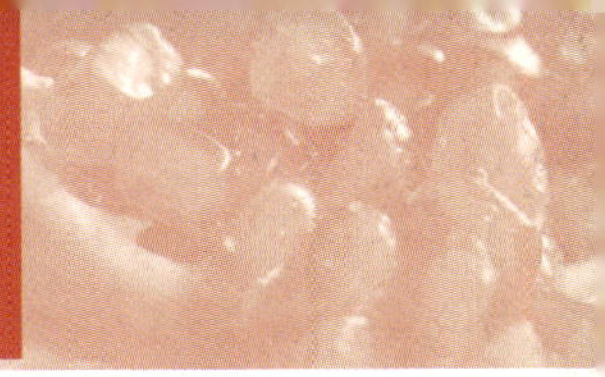

Die Lieblingsspeise der Götter

»Außen eins, innen tausend und eins – was ist das?«, fragt ein altes türkisches Rätsel. Die Antwort »der Granatapfel« führt zu einer wahrhaft märchenhaften Frucht, von deren erstaunlichen Verwandlungen und Eigenschaften viele Mythen und Überlieferungen erzählen. Der Granatapfel klingt geradezu nach Paradies, Fruchtbarkeit und Lebenskraft.

Für langes Leben und Vitalität

Seit Jahrtausenden wird er in seinem ursprünglichen Kulturraum, den Himalaya-Gebieten und Persien, angebaut und gilt daher im ganzen Orient als Symbol der Langlebigkeit und der Vitalität. Auch die Götter der Griechen zählten Granatäpfel zu ihren Lieblingsspeisen. Und diese Speise der Götter galt als das Geheimnis ihrer Unsterblichkeit. Oft wird der Granatapfelbaum daher auch als »Baum des Lebens« bezeichnet.

Ein gesundes Früchtchen

Neue Forschungen und Studienergebnisse aus den letzten Jahren zeigen nun, dass der Granatapfel nicht umsonst schon seit mehr als 5000 Jahren von Menschen kultiviert wird. Es scheint, als sei der Granatapfel für den Weg zu einem längeren Leben und einer größeren Vitalität tatsächlich mehr als nur eine märchenhafte Frucht.

Und zusätzlich zur positiven Wirkung auf die Gesundheit: Der Granatapfel ist auch noch eine äußerst wohlschmeckende Frucht, die jeden Speiseplan um einige köstliche Geschmacksnuancen bereichert. Lassen Sie sich überraschen! Guten Appetit!

Dr. med. Stephanie Grabhorn

Göttlich! Der Granatapfel und seine Produkte sind nicht nur gesund, sie bereichern auch jeden Speiseplan. Einfach nachzukochende Rezepte dazu finden Sie ab Seite 129.

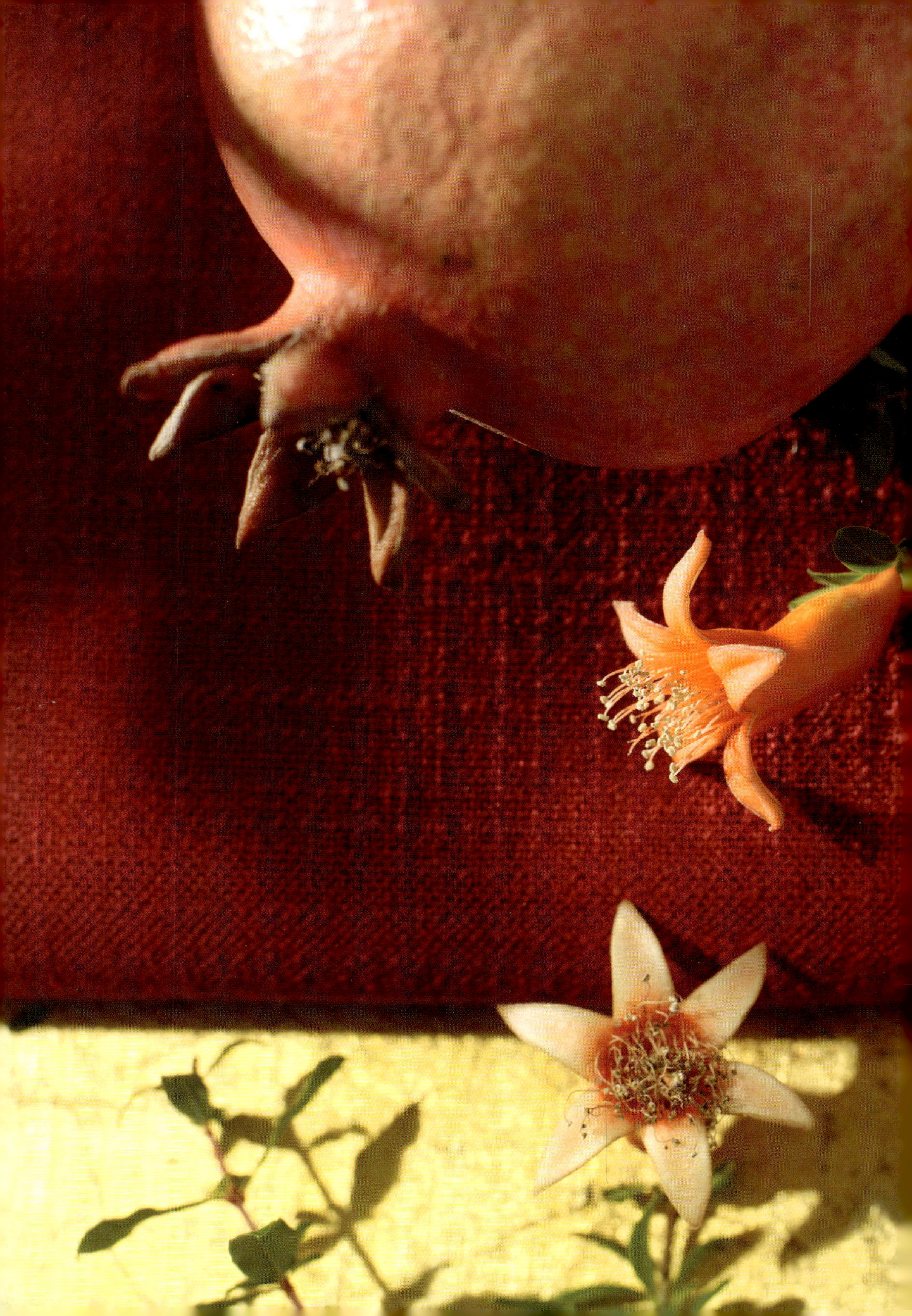

Der Granatapfelbaum und seine Früchte

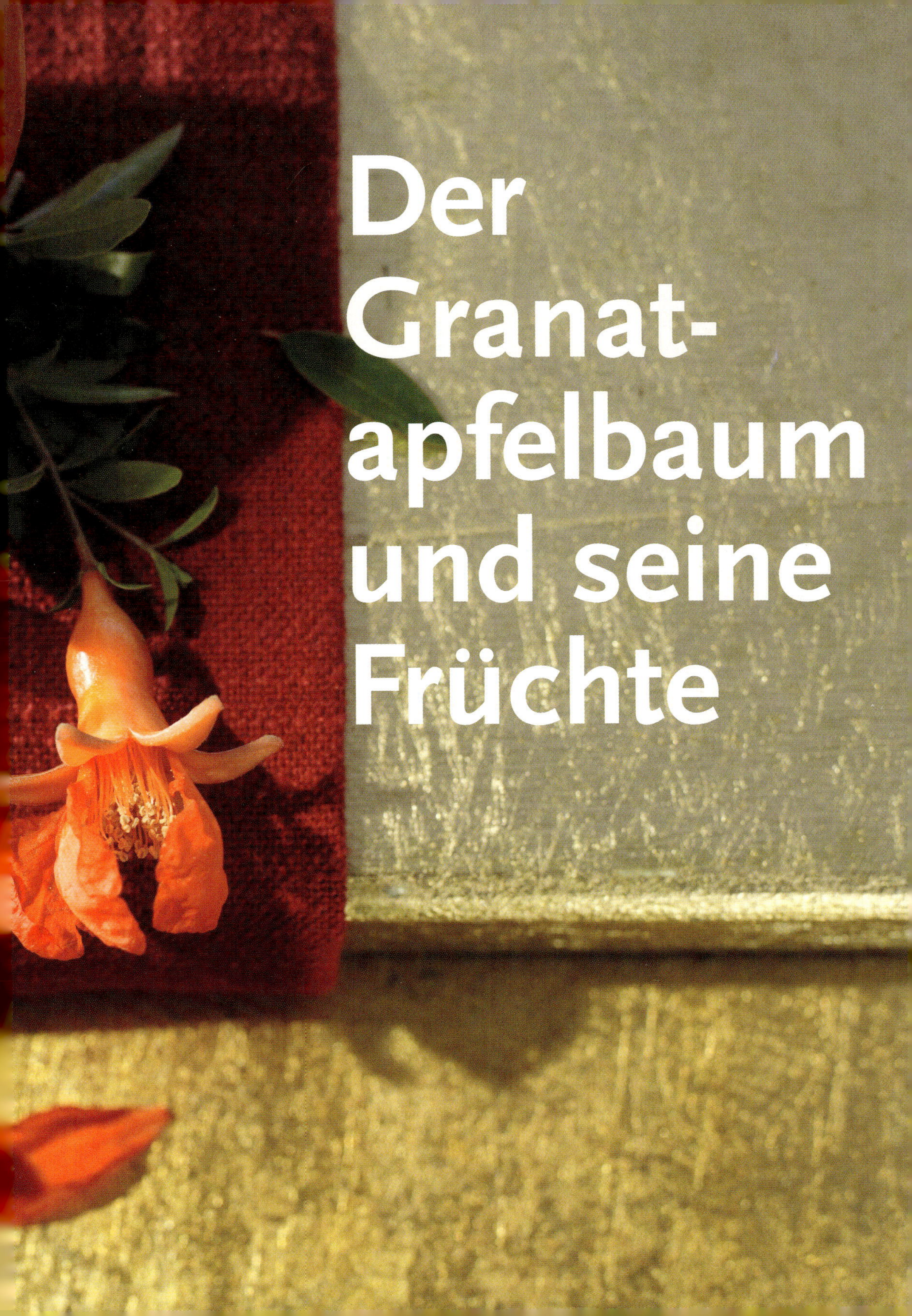

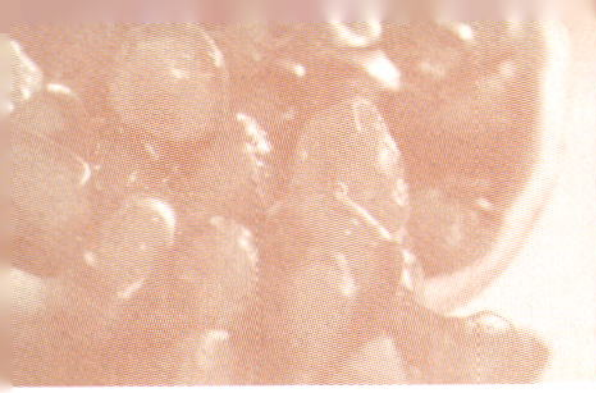

Wissenswertes über den Granatapfelbaum

Immer häufiger kommen auch bei uns Granatäpfel auf den Markt. Aber was ist ein Granatapfel? Und woher stammt er?

Die Pflanze

Überlebenskünstler
Egal, ob groß oder klein, Granatapfelbäume werden sehr alt und sind recht widerstandsfähig.

Der Granatapfelbaum gehört zur Familie der Weiderichgewächse *(Lythraceae)* und stellt die einzige Gattung der Granatapfelgewächse *(Punicaceae)* mit nur zwei Arten dar. Er wächst als weit verzweigter Strauch oder Kleinbaum. Er ist wechselgrün und kann bis zu 15 Meter hoch und einige hundert Jahre alt werden. Die Pflanze ist sehr genügsam und daher in der Lage, selbst lange Trockenperioden zu überstehen. An den dornigen Zweigen sitzen in Büscheln die schmalen, bis zu zehn Zentimeter langen, glänzenden Blätter. Im Frühjahr und im Sommer bilden sich an den Ästen große, trichterförmige, leuchtend orangerote (»granatrote«) Blüten. Zahlreiche Staubgefäße werden von drei bis sieben Blütenblättern umschlossen. Mit Beginn des Sommers reifen die apfelähnlichen Früchte des Baumes.

Der Zwerggranatapfelbaum *(Punica granatum var nana)*, die zweite Art der Granatapfelgewächse, ist ein Strauch, der nur etwa 40 Zentimeter hoch wird.

Die Frucht

Der Granatapfel oder Grenadine *(Punica granatum)* hat abgesehen von der äußeren Form wenig mit einem Apfel gemeinsam. Die Bezeichnung des Granatapfels ist in vielen Sprachen auf das lateinische Wort für Kerne oder Körner, »granae«, bzw. auf deren große Zahl (lat. *granatus* = körnig, kernreich) zurückzuführen. Den lateinischen Namen »Punica« bekam er, weil die Phönizier (auch Punier genannt) diese Frucht – zum Teil aus religiösen Gründen – verbreiteten. So kam der Granatapfel mit den Phöniziern ins Römische Reich, wo er seinen Namen erhielt. Auch heute wird er noch gelegentlich »Punischer Apfel« genannt.

Harte Schale, süße Kerne

Die Frucht, die in Wirklichkeit eine Scheinbeerenfrucht ist, hat einen Durchmesser von bis zu ca. acht Zentimetern. Der Granatapfel ist von einer lederartigen, drei bis vier Millimeter dicken Schale umschlossen. Dieser harten Schale hat der Granatapfel seine Widerstandsfähigkeit zu verdanken, die es ermöglichte, dass er schon sehr früh in andere Länder exportiert wurde. Dank seiner Schale kann der Granatapfel Wochen, ja sogar monatelang gelagert werden. Auch wenn die Schale schon braun und unansehnlich wird, behält der Granatapfel noch sein vollendetes Aroma.

Die Frucht ist von vielen gerbstoffhaltigen und leicht bitter schmeckenden weißen Wänden durchzogen. Dadurch entstehen Kammern, die prall gefüllt sind mit zahllosen bis zu 15 Millimeter großen kantigen Samen. Die süßlichen Kerne sind für den Geschmack des Granatapfels das Entscheidende. Diese weißlichen Samen sind umhüllt von einem geleeartigen, saftigen, tief roten bis blass rosafarbenen Fruchtfleisch *(Arillus)*.

Blickfang

Dekorativ in einer Schale angeordnet, sind Granatäpfel bereits vor dem Verzehr ein Blickfang auf dem Tisch.

Die Verbreitung des Granatapfels

Der Granatapfel war durch sein Innenleben, sein saftreiches und aromatisches Fruchtfleisch schon im 3. oder gar 4. Jahrtausend v. Chr. in den altorientalischen Reichen von Akkad, Sumer und Elam eine begehrte Handelsware.

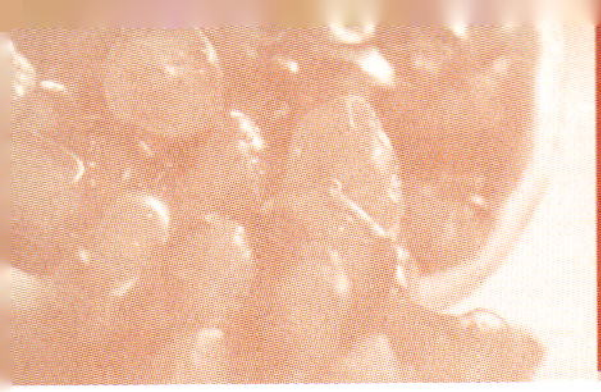

In den Vorläuferreichen Babylons an Euphrat und Tigris wird die Urheimat des Granatapfelbaumes vermutet. Das Verbreitungsgebiet des Granatapfels liegt im westlichen bis mittleren Asien; die Heimat des Baumes erstreckt sich von der Türkei über den Kaukasus (Armenien, Aserbeidschan, Georgien, Dagestan) sowie Tadschikistan und Turkmenistan östlich bis nach Iran, Afghanistan und Pakistan.

Der lange Weg nach Westen

Als der Granatapfel sich in den syrisch-palästinensischen Raum ausbreitete, gelangte er von dort durch die Feldzüge des Pharao Thutmosis III. um 1500 v. Chr. nach Ägypten. Mit phönizischen Händlern erreichte er die nordafrikanische Küste und kam auch nach Griechenland und Ionien. Griechische Kolonisten nahmen ihn mit nach Unteritalien, wo er nahezu zeitgleich durch Vermittlung der Phönizier auch aus Nordafrika eintraf.

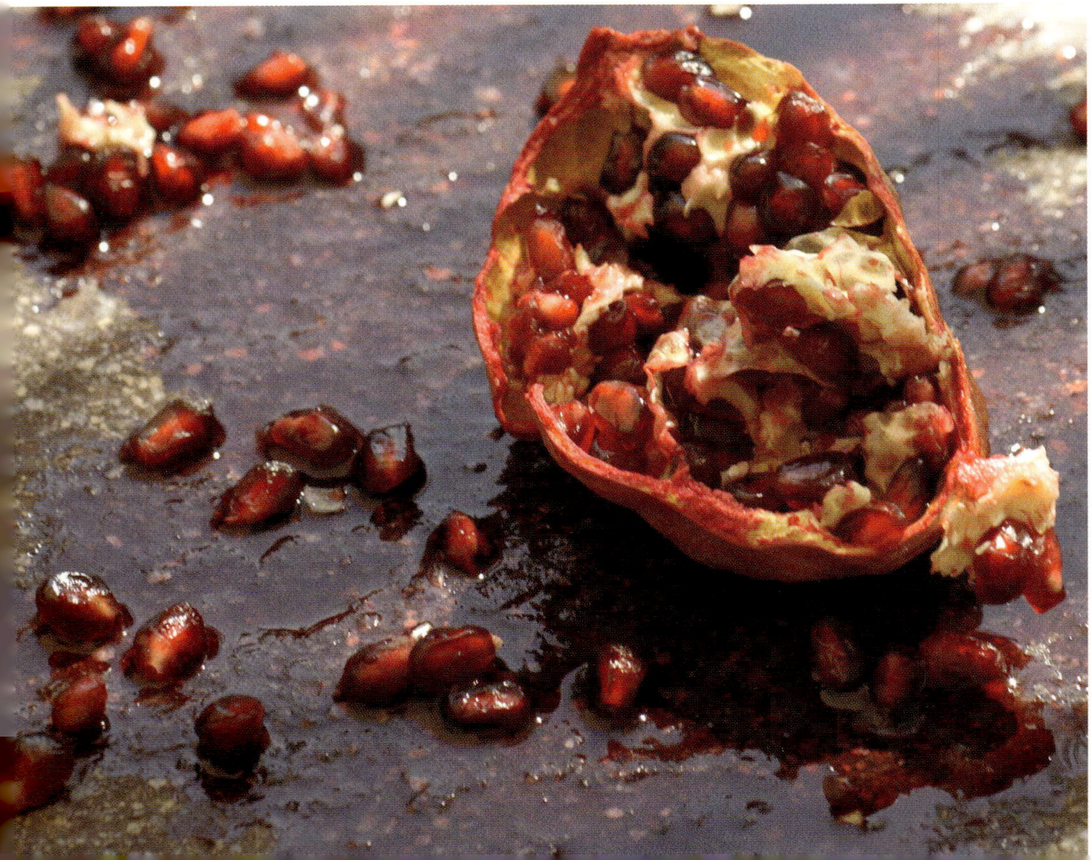

Das köstliche Fruchtfleisch und der leuchtend rote Saft sind ein wahrer Gesundbrunnen.

Von Unteritalien nahm der Fruchtbaum seinen Weg nach Spanien. Die Pyrenäenhalbinsel war Jahrhunderte später Ausgangspunkt für Kolonisten, die sich im neu entdeckten Amerika niederließen. Mit ihnen erreichte der Granatapfel Anfang des 17. Jahrhunderts die Westindischen Inseln und das amerikanische Festland, seit 1769 ist er in Kalifornien nachgewiesen und wenig später wurde er auch in Arizona angebaut.

Die Nutzung des Granatapfels

- Einige Selektionen des Granatapfels können auch in wintermilden Regionen Mitteleuropas, z. B. in Südtirol, ausgepflanzt werden.
- In Indien wird der Granatapfel oft auch als Gewürz angebaut.
- Im Orient ist der Granatapfel seit Jahrhunderten eine wichtige Pflanze für die Ernährung. Traditionell werden in diesen Ländern beispielsweise nicht nur der Saft und das Fruchtfleisch, sondern auch die Granatapfelkerne wegen der besonderen Inhaltsstoffe vor allem von Frauen gekaut. Die Kerne sind in den orientalischen Ländern seit alters sehr geschätzt, da ihren Nährstoffen ein günstiger Einfluss auf die allgemeine Gesundheit, die Vitalität und die Haut zugeschrieben wird – und dies auch im besonders sensiblen Lebensabschnitt der Wechseljahre.

Saft zum Schreiben

Durch das Kochen der Frucht erhält man eine pechschwarze hervorragende Tinte.

- In der Volksmedizin der traditionellen Anbaugebiete werden alle Teile des Granatapfels verwendet: von den Früchten, den Wurzeln und dem Saft über die Schalen bis zu den Kernen zur Behandlung von Infektionen, Parasitenbefall, Wunden und Entzündungen.
- Der Saft des Granatapfels und der Saft der Schale färben sehr stark und lassen sich kaum mehr aus Kleidung oder Stoffen entfernen. Daher werden seit Jahrhunderten Orientteppiche und Stoffe damit gefärbt. Die Fruchtschale des Granatapfels wurde in Indien zum Färben von Wolle in Gelb- und Schwarztönen verwendet. Mit einem Extrakt aus der Wurzel des Granatapfelbaums können mit Hilfe einer Eisenbeize tief dunkelblaue Farbtöne erzeugt werden.

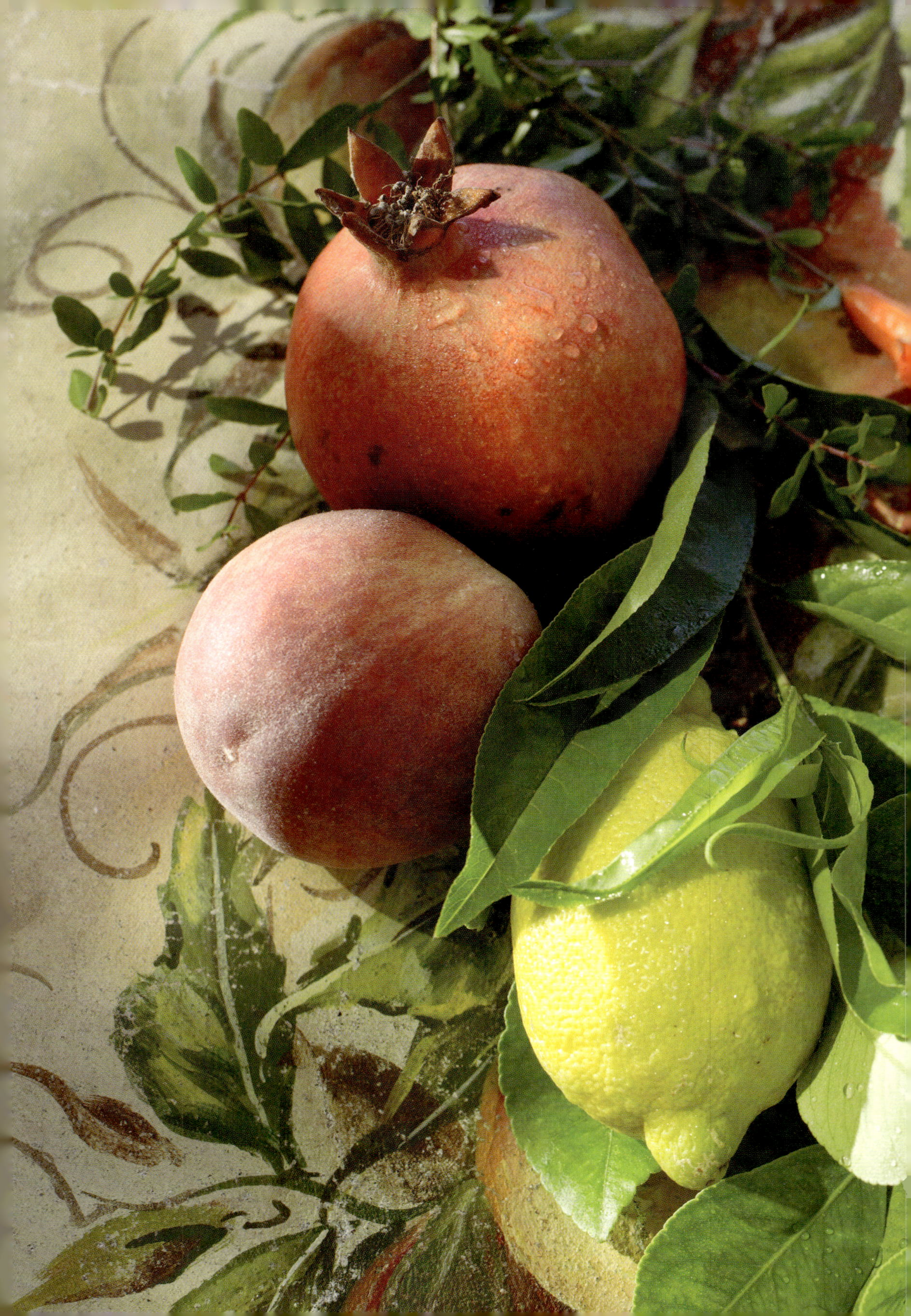

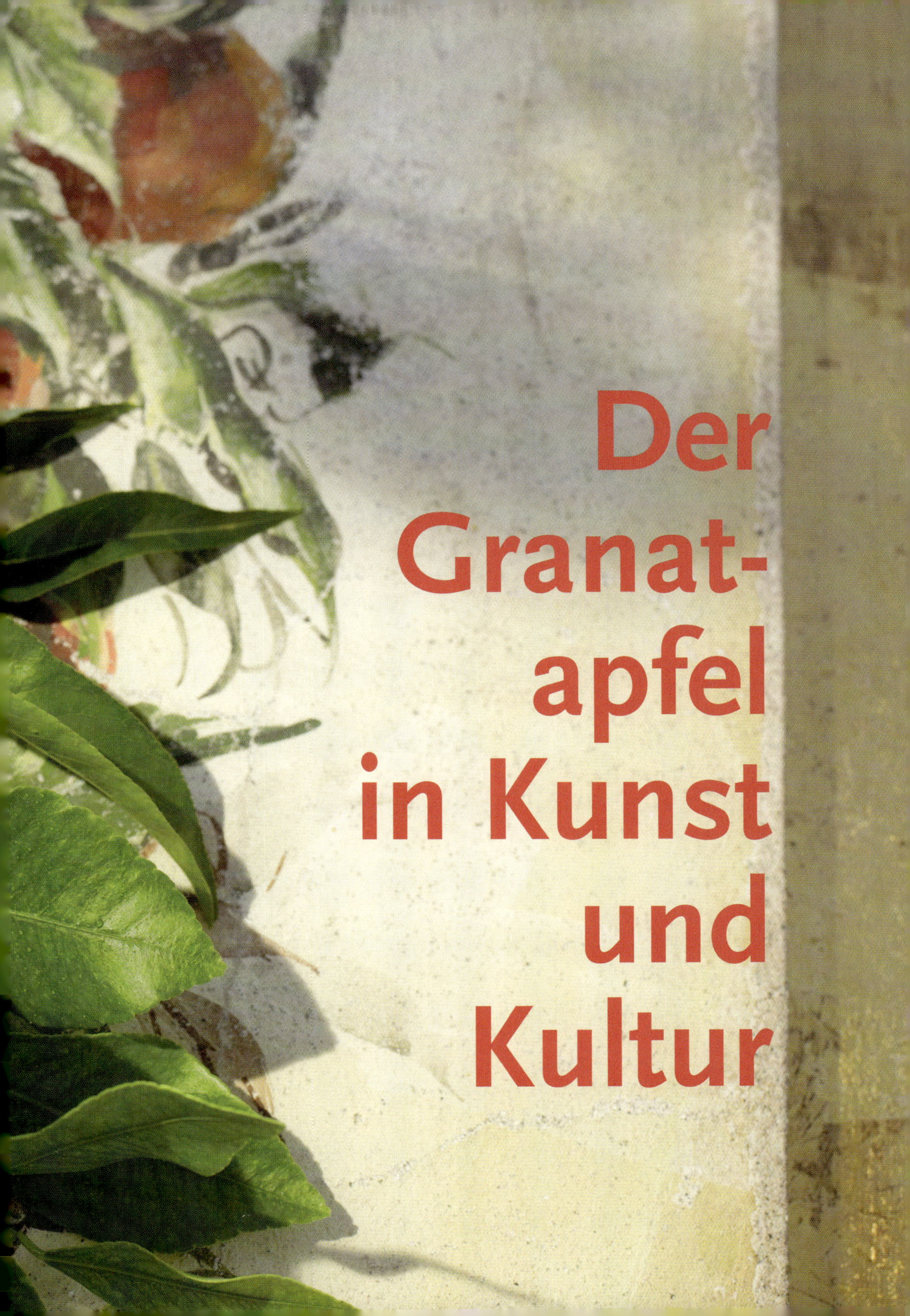

Der Granatapfel in Kunst und Kultur

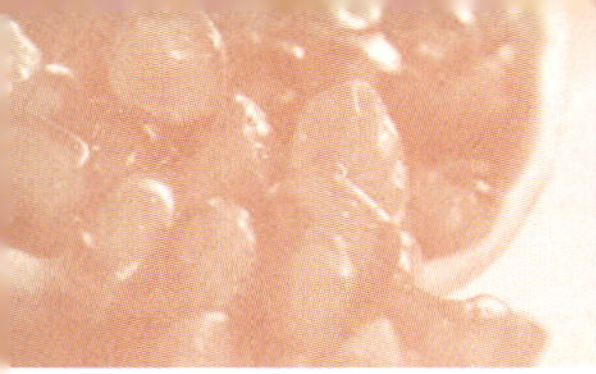

Der »Früchtebaum des Lebens«

Darstellungen in der bildenden Kunst und Keilschrifttexte, die bei Grabungen zutage kamen, bezeugen die kultische Verehrung des Granatapfels schon in den frühen altorientalischen Reichen. Der robuste, langlebige Baum und die Frucht mit ihren unzähligen Samenkernen symbolisierten Vegetation und Fruchtbarkeit. Das zeigen einige Kunstwerke besonders deutlich: So beeindrucken beispielsweise noch heute eine Alabaster-Kultvase aus dem mesopotamischen Uruk, die Darstellungen von Granatapfelbäumen auf mittelassyrischen Elfenbeinplättchen und die Ornamente einer getriebenen Goldschale aus dem Kleinkönigreich Ugarit an der syrischen Nordküste.

Kraftvolle Frucht

Dem Granatapfel werden seit Jahrtausenden besondere Kräfte zugeschrieben – die Wissenschaft hat dies heute bestätigt.

Ein weit verbreitetes Motiv

Der »Früchtebaum des Lebens« ist auch in den Schriften des Alten und Neuen Testaments zu finden – so in der Schöpfungsgeschichte, beim Propheten Ezechiel und in der Offenbarung des Johannes.

Lebensbaum und Granatapfel gerieten zu einem alle Lebensbereiche der antiken mediterranen und nahöstlichen Gesellschaften durchdringenden Motiv:

- Den Toten Ägyptens wurde der Granatapfel ins Grab gelegt. Darüber hinaus wurden in den Gräbern der Pyramiden Samen und Reste des Granatapfels gefunden. Besonders im Grab des Tutanchamun hat man viele dieser Pflanzenreste entdeckt, ebenfalls in den Grabkammern Ramses' IV.
- Baumeister formten nach dem Granatapfel die Kapitelle des Salomonischen Tempels.
- Selbst auf altpersischen Teppichen erscheint sein Abbild.

- Auf pompejanischen Fresken kann man ihn entdecken und ebenso auf unzähligen Münzen.
- Zyperns orthodoxe Kirche ließ sich auf eine spannende Verflechtung ihres Marienkults mit der archaischen Aphrodite- und Granatapfelverehrung ein, wie beispielsweise bei der Namensgebung des Troodos-Klosters »Panaghia Chrysoroyiatissa«, was so viel wie »Unsere Heilige Jungfrau vom Goldenen Granatapfel« bedeutet.

Symbol der Fruchtbarkeit

Und noch heute wird unter den Griechen ein auf antike Vorbilder zurückgehender Hochzeitsbrauch gepflegt: Es ist bei Hochzeiten Sitte, das Brautpaar mit getrockneten Granatäpfeln zu bewerfen. Platzt die Frucht auf und fallen die Samen heraus, so soll dieses auf reichen Kindersegen deuten.

Wegen der vielen Samen, die in den Granatapfelfrüchten zu finden sind, wurden sie als ein Symbol der Fruchtbarkeit und der Ergiebigkeit durch die alten Kulturen von Ägypten, Griechenland und Rom angesehen. Aus diesem Grund gilt der Granatapfel auch als Aphrodisiakum und ist daher Bestandteil vieler Liebestränke.

Liebesapfel

Aufgrund seiner zahlreichen gesunden Inhaltsstoffe ist der Granatapfel tatsächlich in der Lage, die Fruchtbarkeit zumindest ein wenig positiv zu beeinflussen.

Der Granatapfel in der griechischen Mythologie

Archäologen fanden in der spätbronzezeitlichen Siedlung Hala Sultan Tekke nahe Larnaka auf Zypern verkohlte Samenkerne und verdorrte Schalenfragmente des Granatapfels. In Enkomi, einer anderen bronzezeitlichen Siedlung am östlichen Ende der Mesarya-Ebene, konnten sie einen winzigen goldenen Anhänger und eine Glasvase, beide in Granatapfelform, bergen.

Auf welchem Weg und wann die Pflanze auf die Insel kam, ist allerdings ungewiss.

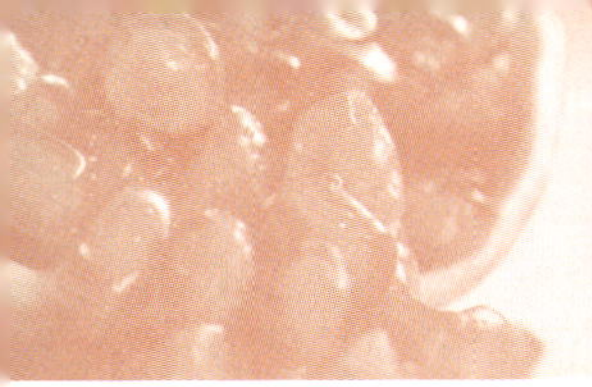

Der Baum der Aphrodite und der Hera

In mythologischen Geschichten taucht immer wieder Aphrodite, die Göttin der Liebe, auf. So auch hier. Nach der Mythologie war der Granatapfelbaum die Lieblingspflanze der Aphrodite. Die Göttin pflanzte vor allen anderen Bäumen auf Zypern den Granatapfelbaum, sagt das Dichterwort, dabei die orientalische Herkunft des Baumes und die orientalischen Wurzeln der Überbringerin Aphrodite (Astarte) vage andeutend. Der Baum war auch ein Attribut der Hera. Und Odysseus fand ihn beim König der Phäaken vor.

Fruchtbarkeitssymbol

Eine Frucht, die so viele Samenkerne enthält wie der Granatapfel, ist wahrlich ein Symbol für die Fruchtbarkeit der Erde.

Immer wieder erscheint der Granatapfel in der griechischen Mythologie. So wurde der Granatapfel den Gottheiten der Unterwelt, Hades und Persephone, zugeschrieben. Der Unterweltgott Hades raubte Persephone ihrer Mutter Demeter und nahm sie mit in die Unterwelt. Göttervater Zeus beschloss, das Mädchen dürfe zurück zu ihrer Mutter, wenn sie in der Unterwelt nichts gegessen habe. Kurz vor der Rückkehr drückte Hades ihr sieben Granatapfelkerne in den Mund. Da sie nun doch etwas in der Unterwelt gegessen hatte, musste sie ein Drittel des Jahres in der Unterwelt mit Hades regieren und durfte die anderen zwei Drittel mit ihrer Mutter Demeter verbringen.

Den Streit der drei griechischen Göttinnen Hera, Athene und Aphrodite, wer die Schönste von ihnen sei, beendete der Trojaner Paris, indem er Aphrodite einen Granatapfel überreichte – das bekannte »Urteil des Paris«.

Symbolträchtige Frucht

- Bei den Römern und Griechen war der Granatapfel auch ein Symbol für den Frühling, für Verjüngung, Unsterblichkeit und Fruchtbarkeit, für die periodische Wiederkehr des Frühlings und der Fruchtbarkeit der Erde. Im alten Rom trugen jung verheiratete Frauen, mit Bezug auf diese Bedeutung, Kränze aus Zweigen des Granatapfelbaums.

- Das Öffnen des Granatapfels wird gelegentlich auch in symbolischer Beziehung zur Defloration gesehen.
- Wegen seines leuchtend roten Fruchtfleischs war der Granatapfel Symbol für die Liebe, für Blut und damit für Leben und Tod.

Der Granatapfel in der christlichen und jüdischen Kultur

Ab dem christlichen Mittelalter wurde der Granatapfel zum Symbol der Maria und als Reichsapfel zum Symbol der Herrschertugend. Albrecht Dürer stellt Kaiser Maximilian I. mit einem angeschnittenen Granatapfel in der linken Hand dar. Hierin ist ein Bezug zur germanischen Vorstellungswelt erkennbar, in der nur ein fruchtbarer König seinem Land Segen bringt (das sogenannte Königsheil). Im Christentum versinnbildlicht der Granatapfel die Kirche, ewiges Leben und die Fruchtbarkeit des Geistes.

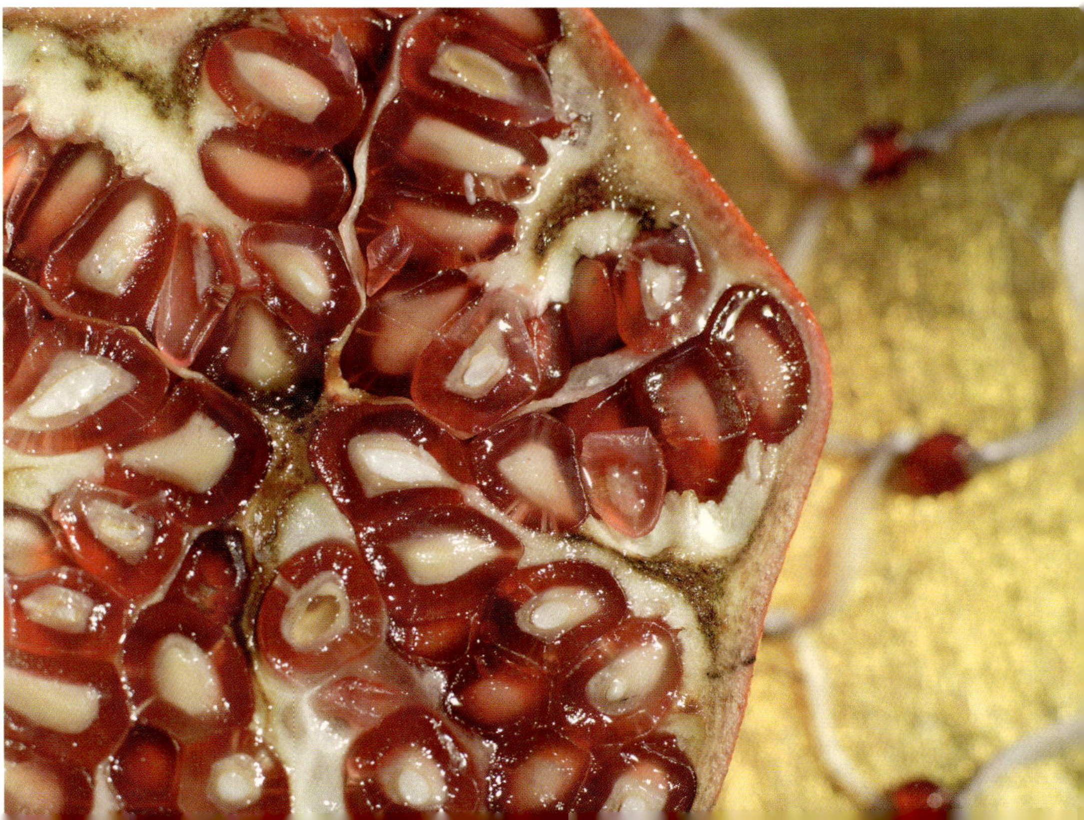

Der Granatapfel hat im Lauf der Geschichte viele Künstler inspiriert.

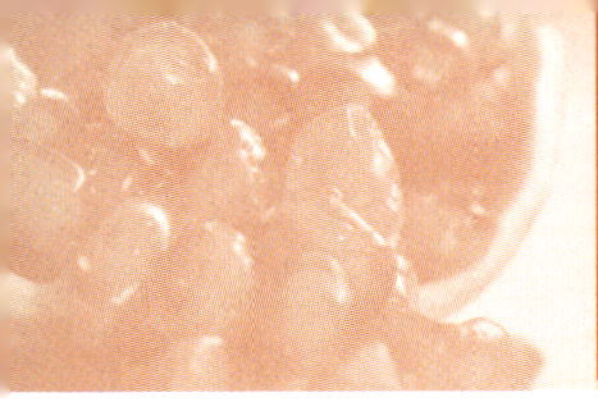

Die christliche Symbolik

- Der Granatapfel symbolisiert in der christlichen Symbolsprache die Kirche als Ekklesia, als Gemeinschaft der Gläubigen.
- Er ist außerdem auch Symbol des Priesterstands, weil er in seiner harten Schale (die die Askese des Priesterstands darstellt) reiche Frucht trägt.
- Aufgrund dieser Symbolik taucht der Granatapfel in zahlreichen mittelalterlichen Tafelgemälden auf. So ist beispielsweise in einer Darstellung von Matthias Grünewald die »Stuppacher Madonna« zu sehen, wie sie dem Jesuskind einen Granatapfel reicht.

Tipp

Wer genau hinsieht, kann beim nächsten Museumsbesuch sicherlich eine ganze Reihe von Granatapfeldarstellungen auf alten Gemälden entdecken.

Die jüdische Symbolik

- Im Judentum war der Granatapfel ein Symbol für die Gesetzestreue gegenüber der Thora. Der Granatapfel steht in der jüdischen Religion auch für Regeneration und Fruchtbarkeit.
- Der Granatapfel (das hebräische Wort »rimon« bezeichnet sowohl den Baum als auch die Frucht) wird in 4 Mose 13,23 mit Weintrauben und Feigen als eine der drei Früchte benannt, die die Kundschafter aus Kanaan mitbrachten, um die Fruchtbarkeit des Landes zu illustrieren. Er ist eine der »sieben Arten«, mit der der Ewige das Land gesegnet hat.
- Die große Anzahl der Samen ist ein Symbol für Fruchtbarkeit und Weisheit. Der Granatapfel ist daher sehr oft als Motiv in der jüdischen Kunst vorzufinden.
- Das Gewand des Hohenpriesters wird von Granatäpfeln aus Karmesin (2 Mose 28,33) in Blaupurpur und Rotpurpur geschmückt.
- Von Schaul wird erzählt, dass er unter einem Granatapfelbaum sitzt (1 Schemuel 14,2).
- In einer Mahnrede vergleicht der Prophet Joel die Situation des Volkes Israel mit verdorrten Früchten, u. a. mit dem Granatapfel (Joel 1,12).

- Traditionell werden am jüdischen Neujahrsfest Rosch haSchanah Granatapfelkerne gegessen. Nach dem jüdischen Glauben hat der perfekte Granatapfel 613 Kerne, so viel wie die Torah Gebote enthält.

Jüdische Wurzeln
Der Ausdruck »voll wie ein Granatapfel« bezieht sich auf jemanden, der viele »Mizwot« (jüdische Vorschriften) befolgt.

Der Granatapfelbaum in anderen Kulturen

- Auch im Buddhismus ist der Granatapfel bekannt. Er ist dort eine der »Drei Gesegneten Früchte«: Pfirsich (Langlebigkeit), Granatapfel (Fruchtbarkeit) und Zitrusfrucht (Buddhazeichen).
- Im ostasiatischen Vorbild des »Zwiebelmusters« des Meißner Porzellans sind die »Drei gesegneten Früchte« dargestellt. Da man in Europa die Zitrusfrucht nicht kannte, erhielt sie in der Darstellung auf dem Porzellan die Form einer Zwiebel.
- In China kennt man den Granatapfel als Symbol für Überfluss, Fruchtbarkeit und als Sinnbild für viele tüchtige Nachkommen und für eine glückliche Zukunft.
- Die Parsen, Anhänger des iranischen Religionsstifters Zarathustra, fertigen aus den Zweigen des Granatapfelbaums heilige Besen. Auch bei Geburt und Tod hat die Frucht ihre Bedeutung. Den Neugeborenen wird ein Faden gegeben, der sie Zeit ihres Lebens begleitet und bei der Übergabe des Fadens werden Kerne des Granatapfels geworfen. Beschließt der Parse sein Leben, träufelt man dem Sterbenden Granatapfelsaft in den Mund. Die iranische Aredivi Sura Anahita, Göttin von Wasser und Fruchtbarkeit, wird mit einer Granatapfelblüte vor ihren Brüsten dargestellt.
- Der Granatapfel ist möglicherweise Namenspate der spanischen Stadt Granada, denn bis heute ist die umliegende Landschaft ein bekanntes Granatapfelanbaugebiet. Und so ist der Granatapfel Bestandteil des Wappens von Spanien.

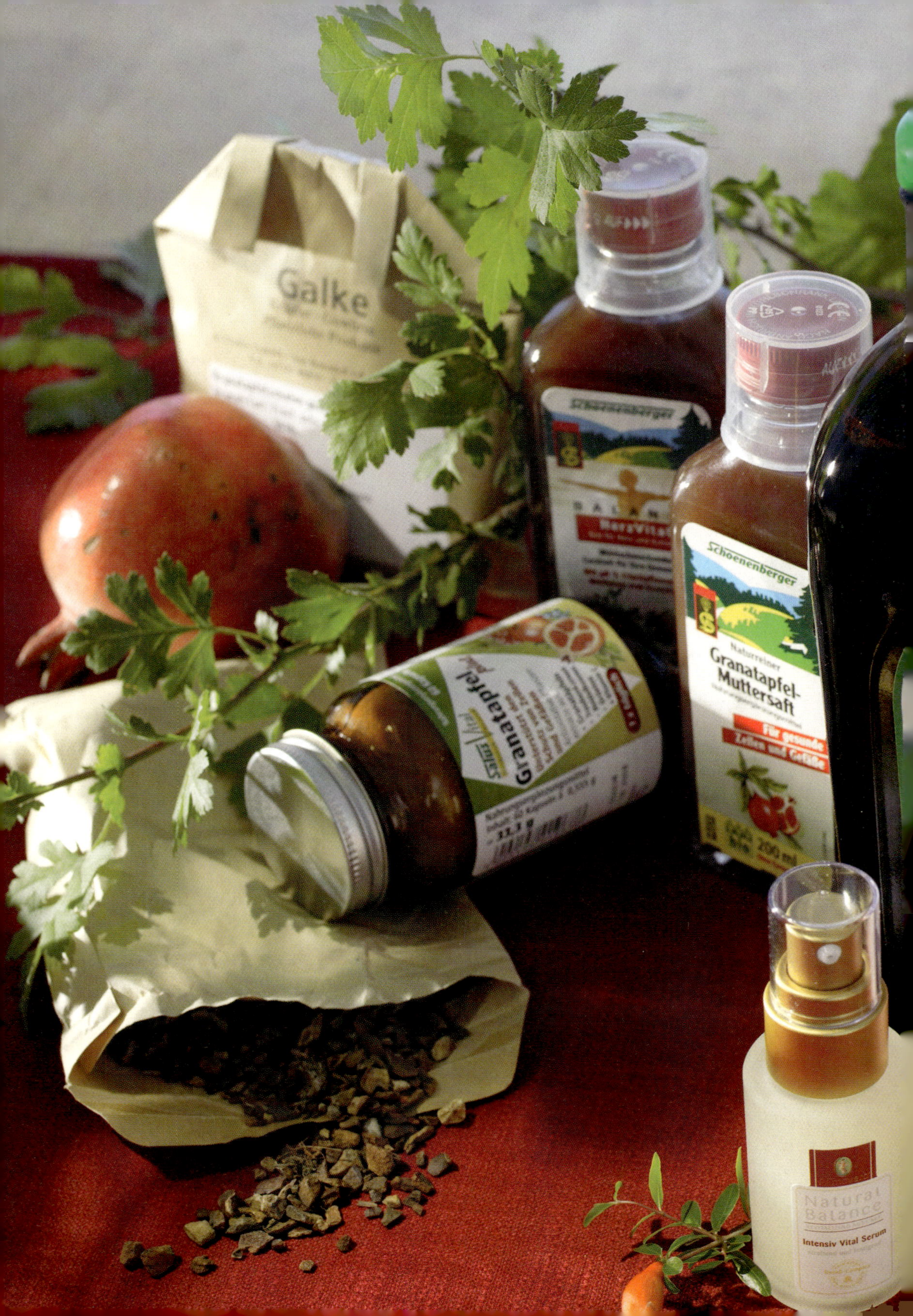
Galke
Schoenenberger
Schoenenberger
Naturreiner
Granatapfel-
Muttersaft
Für gesunde
Zellen und Gefäße
200 ml
Granatapfel
Natural Balance
Intensiv Vital Serum

Produkte aus dem Granatapfel

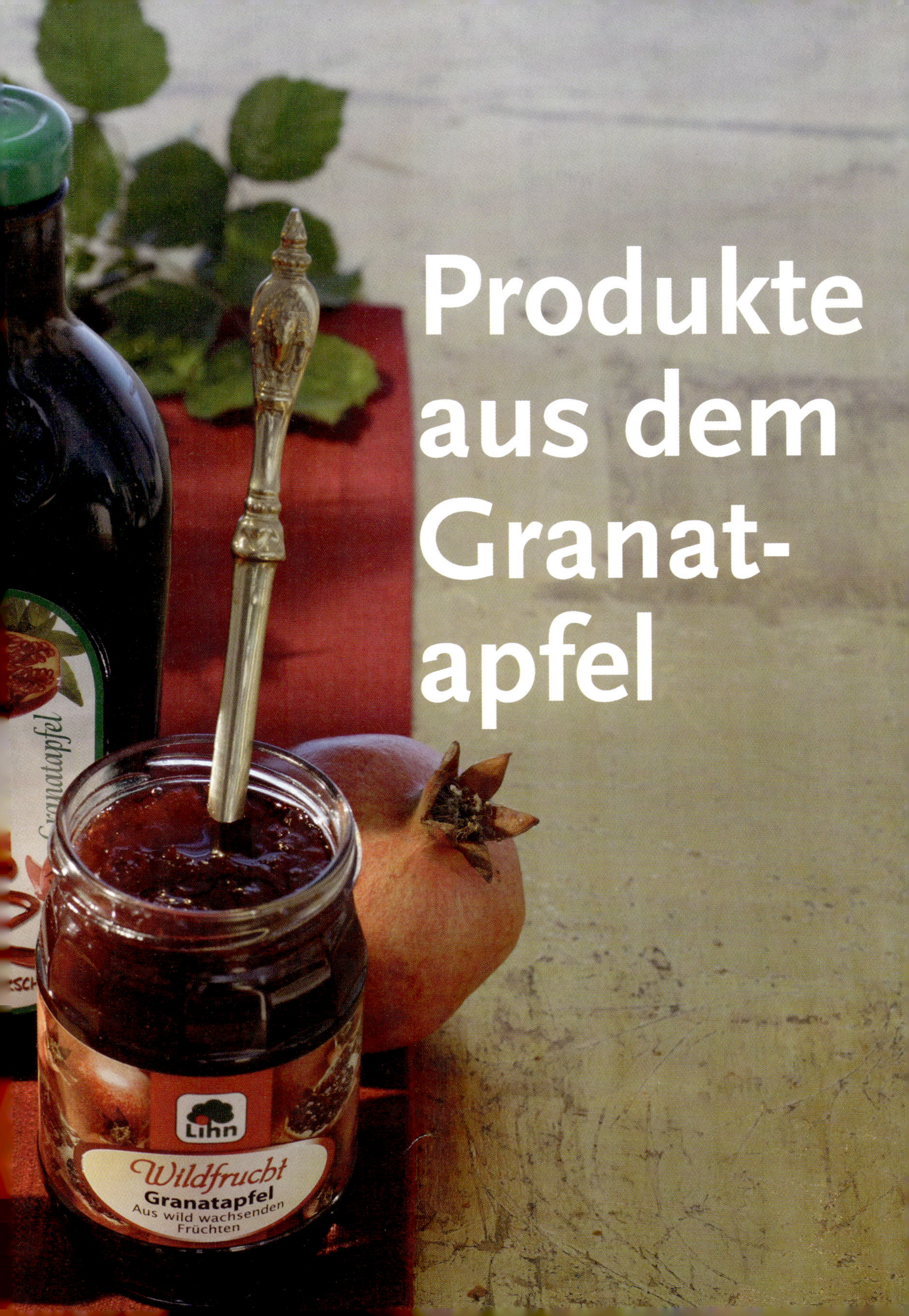

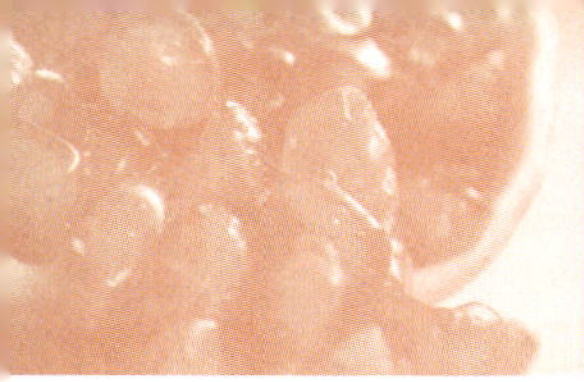

Eine große Vielfalt

Durch seine vielfältigen Eigenschaften und die Ergebnisse neuerer Studien, die die Wirksamkeit der einzelnen Bestandteile des Granatapfels untermauern, erfahren der Granatapfel und seine Produkte eine berechtigte Renaissance.

Zahlreiche Hersteller bieten eine unüberschaubare Auswahl an. Folgende Produkte gibt es rund um den Granatapfel:

- Granatapfelsaft-Fruchtsäfte: antioxidative, zellschützende sowie krebshemmende Wirkung
- Granatapfelsaft-Konzentrate: antioxidative, zellschützende sowie krebshemmende Wirkung
- Granatapfelsaft und -Konzentrate kombiniert mit anderen antioxidativ wirkenden Säften oder Extrakten wie z. B. Weißdornsaft
- Granatapfelkapseln: oft in Kombination mit anderen antioxidativ wirkenden Lebensmittelextrakten wie grüner Tee, Heidelbeeren, Traubenkernextrakt oder Spirulina-Algen
- Granatapfelmehl: als Nahrungszusatz in Speisen oder als Peeling-Maske im kosmetischen Bereich
- Granatapfelschalen-Tee: enthält reichlich Gerb- und Bitterstoffe, die gegen Krankheitserreger wirken, krebshemmend und antioxidativ sind
- Granatapfelkernöl: reich an Pflanzenöstrogenen (Phytoöstrogenen), die Wechseljahresbeschwerden lindern sowie Haut und Haaren von innen und außen gut tun
- Granatapfelkernöl-Kapseln: reich an Pflanzenöstrogenen (Phytoöstrogenen) für die innerliche und äußerliche Anwendung
- Grenadinesirupe: enthalten häufig zusätzlich eine Mischung verschiedenster Beerenfrüchte wie Himbeeren, Johannisbeeren, Brombeeren und Holunder; werden zum Färben und Aromatisieren von Cocktails und Gerichten verwendet

Tipp

Mehr zu den verschiedenen Hautpflegeprodukten mit Granatapfel finden Sie im Kapitel »Schön durch Granatäpfel« ab Seite 105.

Kosmetikprodukte aus dem Granatapfel

- Granatapfelkernöl: wirkt von innen und wird aber auch äußerlich angewendet
- Granatapfelkernöl-Kapseln: für die Hautpflege von innen
- Granatapfelextrakte: enthalten in den verschiedensten Kosmetikprodukten von Cremes, Lotions, Masken bis hin zu Deodorants

Qualitätsmerkmale der Produkte

Viele der Präparate sind von hohem gesundheitlichem Wert. Trotzdem ist es für den Verbraucher lohnend, hier genauer hinzusehen und die einzelnen Produkte miteinander zu vergleichen. Abhängig von den Anbaugebieten des Granatapfels, der Erntezeit der Früchte bis hin zu den unterschiedlichen Herstellungsverfahren der Säfte und Konzentrate ergeben sich erhebliche Qualitätsunterschiede.

Tipp

Wenn Sie als Verbraucher ein paar einfache Punkte, die nebenstehend erläutert werden, beachten, finden Sie das Produkt mit der höchsten Qualität recht leicht.

Ökologischer Anbau

Achten Sie darauf, dass die Granatapfelprodukte aus Granatäpfeln gewonnen werden, die aus kontrolliertem biologischem Anbau stammen, denn häufig werden schon bei der Produktion (Anbau) zu viele Pflanzenschutzmittel eingesetzt. Der positive Effekt der Inhaltsstoffe des Granatapfels kann dadurch stark beeinträchtigt werden.

Außerdem steigt der Gehalt an wertvollen Inhaltsstoffen mit der Bodenbeschaffenheit. Ausgelaugte und überdüngte Böden, wie sie leider in der herkömmlichen Landwirtschaft zu finden sind, können damit ebenfalls die Qualität des Endproduktes verschlechtern.

Was ist kontrollierter biologischer Anbau?

Die Begriffe »ökologische Landwirtschaft« oder »biologische Landwirtschaft« bezeichnen die Herstellung von Nahrungsmitteln und anderen landwirtschaftlichen Erzeugnissen auf der Basis möglichst natürlicher Produktionsmethoden. Außerdem ist man hier bemüht, die neuesten Erkenntnisse der Ökologie und des Umweltschutzes zu berücksichtigen. Die ökologische Landwirtschaft verzichtet aus diesem Grund auf synthetische Pflanzenschutzmittel (Fungizide, Herbizide, Insektizide u. Ä.), synthetische Wachstumsförderer, synthetische Düngemittel, Gentechnik und Lebensmittelbestrahlung.

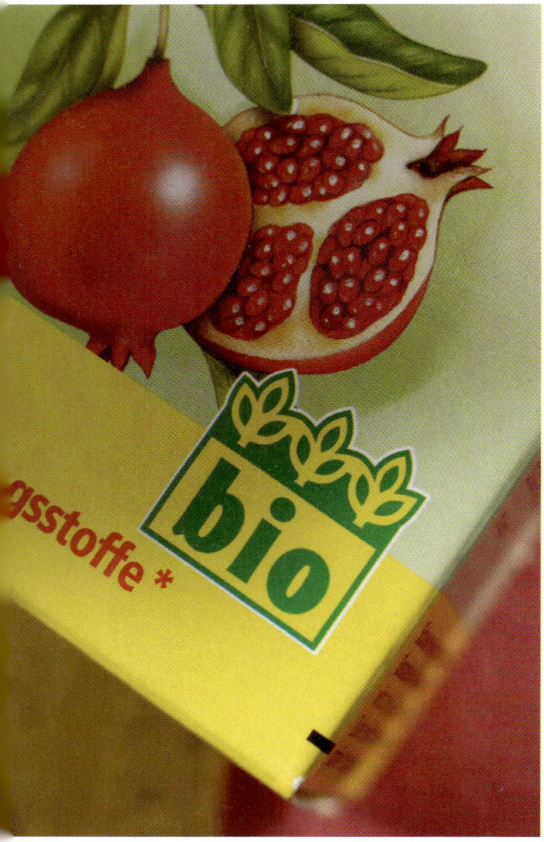

Das staatliche Bio-Siegel garantiert geprüfte Qualität.

Auch die Folgeprodukte mit Zutaten »aus ökologischem Anbau« werden möglichst natürlich belassen und daher ohne Geschmacksverstärker hergestellt. Der Zusatz von Aromastoffen ist erlaubt, wenn es sich um natürliche oder naturidentische Aromen handelt. Gekennzeichnet werden Produkte aus ökologischer Landwirtschaft in Deutschland durch das staatliche »Bio-Siegel« und häufig durch die Aufschrift »aus kontrolliert biologischem Anbau«, abgekürzt »kbA«. An dieser Stelle bekommen die Produkte zusätzlich eine Kontrollnummer, damit die Herkunft überprüfbar ist. International ist die englische Bezeichnung »organic« üblich.

Die meisten der ökologischen Landwirte haben sich in verschiedenen Anbauverbänden zusammengeschlossen – in der Bundesrepublik Deutschland z. B. Bioland, Demeter, Naturland, Gäa e.V. oder Biopark. Diese Verbände unterwerfen sich freiwillig ihren eigenen Richtlinien, die im Vergleich zur EU-Gesetzgebung nochmals viel strengere Kriterien und Kontrollen beinhalten und damit dem Verbraucher zusätzlich Sicherheit garantieren. In der Schweiz ist Bio Suisse der größte Anbauverband, in Österreich Bio Austria.

Da Produkte aus der ökologischen Landwirtschaft meist höhere Marktpreise erzielen, können kriminelle Produzenten oder Händler versucht sein, konventionell erzeugte Produkte als solche aus ökologischem Anbau auszugeben. Im Allgemeinen ist die Sicherheit für den Verbraucher jedoch wegen des relativ engmaschigen Netzes von Kontrollen wesentlich größer als bei konventioneller Ware. Der Verbraucher sollte also auf die gängigen Bio-Siegel schauen und darauf achten, dass auf der Verpackung des Produktes eine Kontrollnummer angegeben wird.

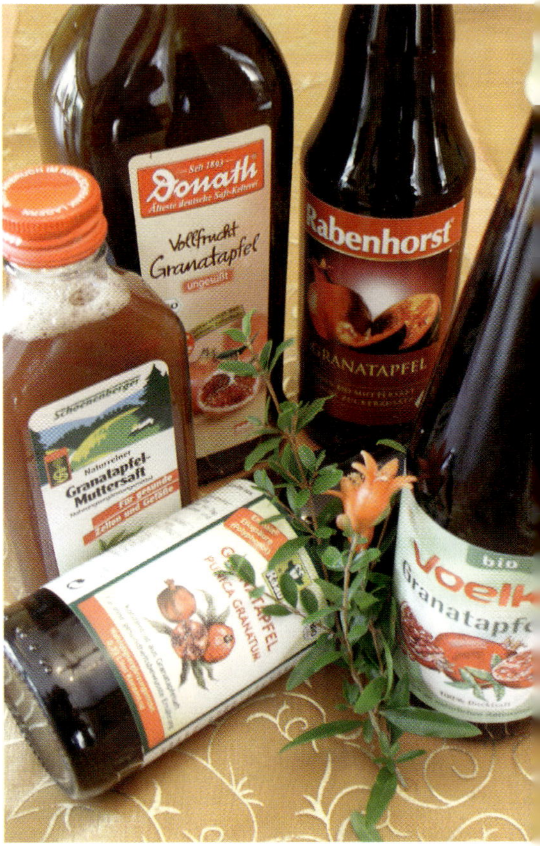

Qual der Wahl: Wer nach Granatapfelprodukten sucht, wird schnell fündig

Zusatzstoffe

Die Nahrungsergänzungsmittel sollten frei von jeglichen Zusatzstoffen wie Farbstoffen, Konservierungsstoffen und Aromen sein. Außerdem sollte kein Zucker zugesetzt sein und kein Alkohol.

Zusatzstoffe in Kosmetikprodukten

Für die Kosmetikprodukte sollten, wenn möglich, die Ansprüche der Naturkosmetikhersteller gelten. Diese Produkte müssen frei sein von:

- synthetischen Duftstoffen
- organisch-synthetischen Farbstoffen
- ethoxilierten Rohstoffen (diese chemisch veränderten Stoffe unterstützen die Übertragung von freien Radikalen im menschlichen Stoffwechsel und schaden so eventuell den Hautzellen)
- Silikonen
- Paraffinen und anderen Erdölprodukten

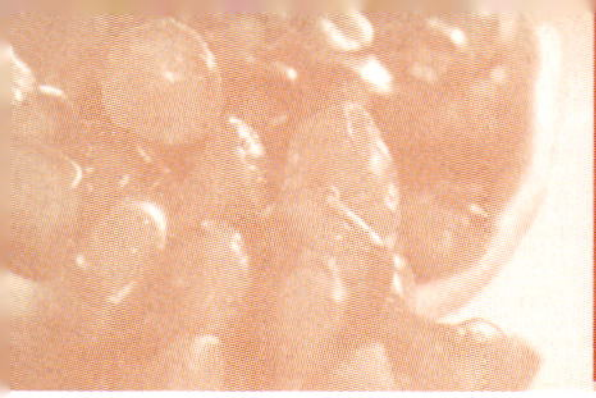

Auch die Konservierung von Kosmetikprodukten sollte nach den strengen Ansprüchen erfolgen: Zur mikrobiologischen Sicherheit der Produkte werden in der Naturkosmetik, neben natürlichen Konservierungssystemen wie z. B. Vitamin E, nur bestimmte naturidentische Konservierungsmittel akzeptiert:

- Benzoesäure, ihre Salze und Ethylester
- Salicylsäure und ihre Salze
- Sorbinsäure und ihre Salze
- Benzylalkohol

Auf dem Etikett

Beim Einsatz dieser Konservierungsstoffe ist der Zusatz »konserviert mit ... (Name des Konservierungsstoffs)« erforderlich!

Außerdem verwenden Naturkosmetikhersteller ausschließlich natürliche pflanzliche Rohstoffe wie pflanzliche Öle, Wachse, Kräuterextrakte, Blütenwässer oder ätherische Öle.

TEAC-Wert

Der Hersteller der Nahrungsergänzungsmittel sollte Auskunft über den sogenannten TEAC-Wert gegeben können, damit der Endverbraucher die (antioxidative) Wirkung des Produktes einschätzen und vergleichen kann. Gerade hier gibt es nämlich sehr große Unterschiede hinsichtlich der Qualität der Produkte von verschiedenen Anbietern. Einige Granatapfelprodukte erreichen überragend gute, hohe TEAC-Werte, wohingegen bei anderen Herstellern so gut wie keine antioxidativ wirksamen sekundären Pflanzenstoffe in den Produkten zu finden sind.

Warum ist der TEAC-Wert so wichtig?

Mit Hilfe der »Trolox Equivalent Antioxidative Capacity« (TEAC) kann die antioxidative Wirkung einer Substanz angegeben werden. Bei der Messung ist das Vitamin-E-Derivat Trolox die Referenzgröße. Aus diesem Grund wird das Ergebnis in Trolox-Äquivalenten angegeben. Der TEAC-Wert wird vor allem beim Vergleich polyphenolhaltiger Substanzen (wie Rotweinpolyphenole, Granatapfelextrakte oder Extrakte aus grünem Tee) herangezogen.

Das Prinzip der Messung basiert darauf, dass in einem Reaktionsgefäß ein oxidativer Prozess (Veränderung einer Substanz unter Einwirkung von Sauerstoff) erzeugt wird und ein zugesetztes Antioxidans diese Reaktion nun beeinflusst bzw. verlangsamt. Antioxidanzien können z. B. die in der zu messenden Probe enthaltenen Polyphenole sein. Es wird dann untersucht, wie lange die Oxidation dauert und das Ergebnis wird mit dem des Trolox verglichen. Den Verlauf der Oxidationsreaktion misst man mit Hilfe eines bestimmten Farbstoffes (ATBS) und eines Photometers. Die Farbveränderung gibt dann Auskunft über den Stand der Reaktion. Je höher also der TEAC-Wert eines polyphenolhaltigen Produktes ist, desto größer ist auch die antioxidative und damit gesundheitsfördernde Wirkung! (Siehe dazu auch den Abschnitt über freie Radikale, Seite 76.)

Tipp

Sie sollten nur Granatapfelprodukte mit einem Polyphenolgehalt von mindestens zwei Prozent kaufen.

Herstellungsverfahren

Um einen möglichst hohen Gehalt an Mikronährstoffen und sekundären Pflanzenstoffen im Endprodukt zu erzielen, spielen auch die Herstellungsverfahren eine wichtige Rolle. Jeder Hersteller hat hier einen besonderen Weg, die Früchte zu verarbeiten. Viele Hersteller, die eher aus der Fruchtsaftproduktion kommen, unterscheiden sich in ihren Herstellungsverfahren deutlich von jenen Firmen, die ihr Know-how aus der Verarbeitung von Heilpflanzen und Tees haben.

Die Verarbeitung der Granatäpfel in der Tradition einer naturheilkundlichen Heilkräuterverarbeitung lässt den Gehalt an bioaktiven Stoffen im Endprodukt viel höher ausfallen. So werden hier spezielle Dämpfverfahren, ein bestimmter Pressdruck und mehrstufige Verfahren in der Verarbeitung der Granatäpfel eingesetzt und auch die Randschichten der Früchte mitverarbeitet. Denn gerade in diesen Randschichten finden sich hochwirksame sekundäre Pflanzenstoffe. Dadurch ist die Qualität des Endprodukts dieser Herstellungsverfahren um ein Vielfaches höher als nach der Verarbeitung durch die herkömmlichen Methoden der Saftherstellung.

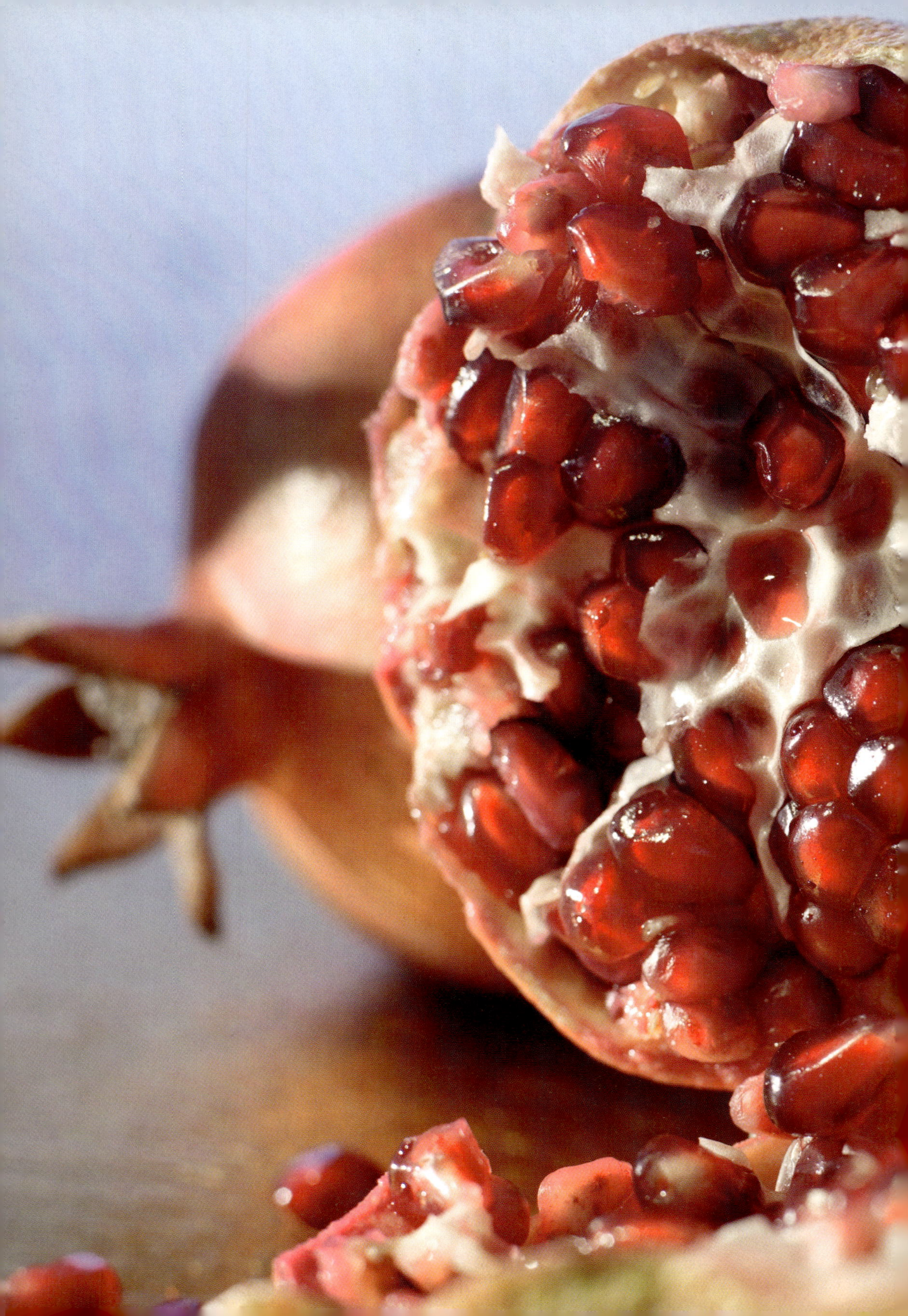

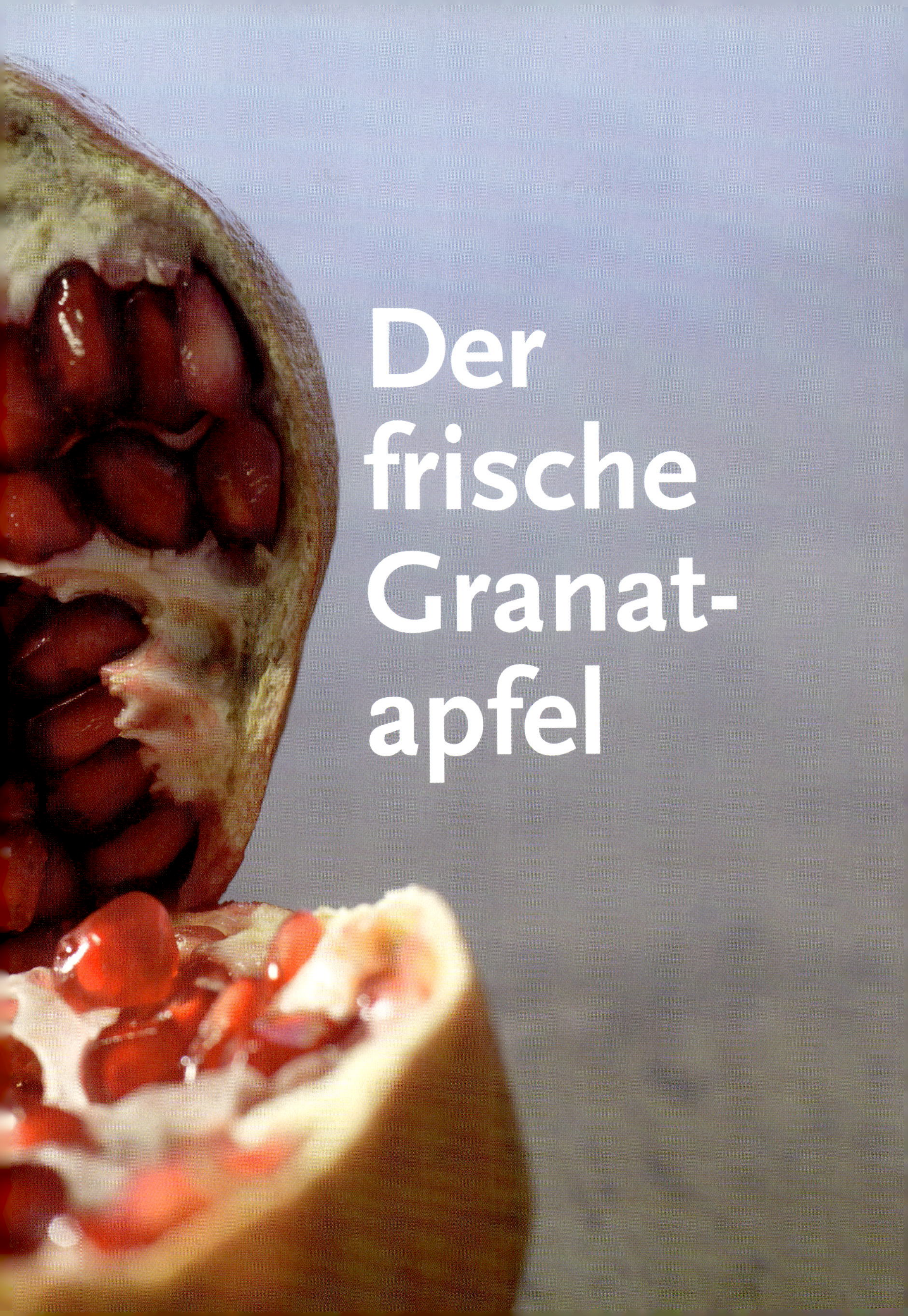

Der frische Granatapfel

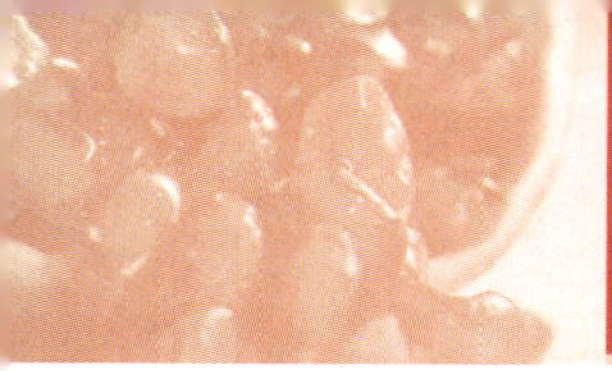

Einkauf und Lagerung frischer Früchte

Die kurz vor der optimalen Reife gepflückten Granatäpfel sind bei uns von Herbstbeginn bis in den März hinein erhältlich. Da die dicke Schale das Fruchtfleisch schützt, sind sie auch für den Handel lange lagerfähig.

Worauf Sie beim Kauf achten sollten

- Die Granatapfelfrüchte sollten möglichst groß und schwer sein.
- Außerdem sollten Sie nur Granatäpfel wählen, die eine kräftig gefärbte, glänzende und makellose Schale haben.
- Reife Früchte erkennt man an einem metallischen Klang, wenn man mit den Fingerknöcheln auf die Schale klopft, überreife Granatäpfel brechen sehr leicht auf.
- Beachten Sie, dass die Früchte nach der Ernte nicht nachreifen wie beispielsweise Bananen, denn sie zählen zu den nicht-klimakterischen Früchten!

Augen auf beim Kauf!
Wählen Sie Granatäpfel mit Bedacht aus – dann sind sie auch lange haltbar.

So bewahren Sie die Früchte am besten auf

Im Kühlschrank sind Granatäpfel lange haltbar.

- Sie können mehrere Monate bei 0 bis 5 °C aufbewahrt werden, ohne dass sie an Qualität einbüßen. Die Früchte können etwas einschrumpfen, das Innere bleibt aber saftig. Denn die relativ dicke, ledrige, wachsartige Schale hält die Kerne lange frisch.
- Bei ungefähr 10 °C halten sich Granatäpfel bis zu drei Monate lang frisch.

Aber auch bei Zimmertemperatur lassen sich diese robusten Früchte noch etwa zwei Wochen lang aufbewahren.

Die Verarbeitung frischer Früchte

Die Samen

- Zur Verwendung schneidet man entweder die harte Schale des Granatapfels vom Kelch zum Stiel mehrfach ein. Dann zieht man die Spalten ab, um das Innere der Frucht freizulegen.
- Oder man schneidet die Schale einmal rundherum in der Mitte gleichmäßig ein. Danach die Frucht mit den Händen in zwei Hälften brechen, die Samen vorsichtig herauslöffeln und zubereiten.

Das »Ziel der Operation« ist beide Male das weiße bis hellrote Fleisch der Samenhüllen. Die Samen des Granatapfels kann man auch pur genießen.

Der Saft

Natürlich lassen sich Granatäpfel auch auspressen; der gewonnene Saft schmeckt angenehm süß bis fein säuerlich.

Aber Vorsicht: Der Saft hinterlässt Flecken in der Kleidung, die unter Umständen nie wieder auswaschbar sind!

- Wenn man nur am Saft des Granatapfels interessiert ist, gewinnt man diesen, indem die Frucht wie eine Zitrone auseinandergeschnitten und ausgepresst wird. Er kann pur mit Zucker, mit Zitronensaft, Mineralwasser oder Sekt getrunken werden.
- Eine etwas grobe, aber durchaus wirksame Methode ist, die reifen Früchte samt der Schale mit der Hand weich zu kneten, die Schale dann zu durchbohren und den Saft zu trinken.

Weitere Verwendung finden Saft und Samenhüllen zu Obstsalaten, Eisbechern etc. Die entsprechenden Rezepte dazu finden Sie ab Seite 129.

Tipp

Wenn Sie Granatäpfel verarbeiten wollen, ist es ratsam, dies mit Gummihandschuhen zu tun – so schützen Sie Ihre Hände vor unliebsamen, hartnäckigen Verfärbungen.

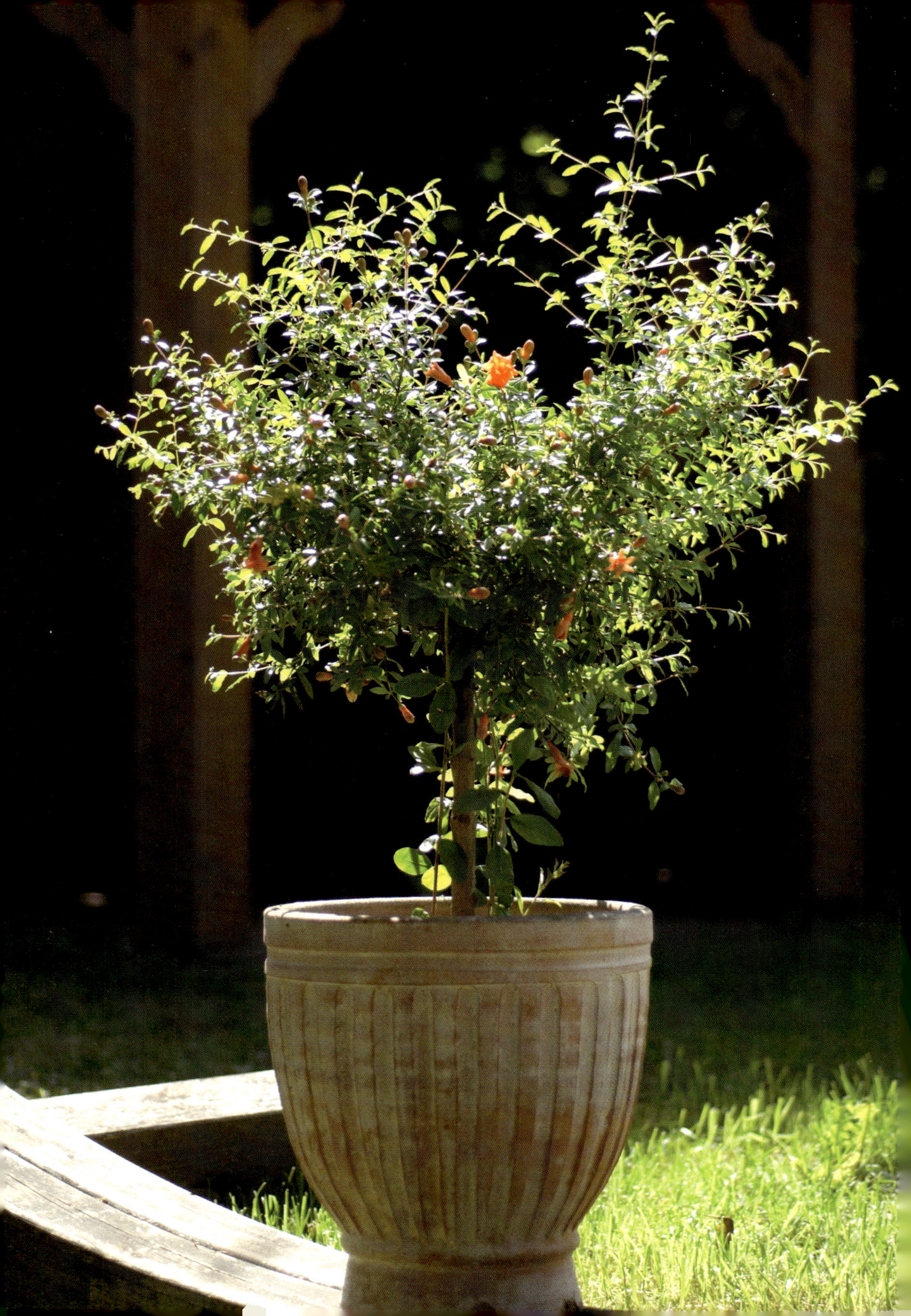

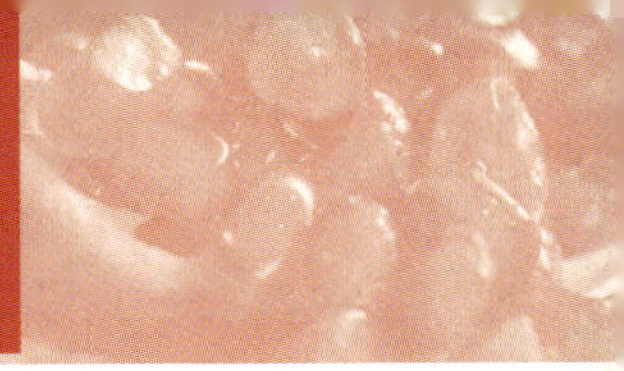

Der Granatapfel im eigenen Garten

Der Granatapfel war eine bekannte Kübelpflanze der Orangerien um die Wende zum 20. Jahrhundert. Heute erlebt diese wunderschöne und dekorative Pflanze eine Renaissance und erfreut sich wieder großer Beliebtheit.

Als Strauch kann der Granatapfelbaum bis zu zwei Meter hoch werden. Er trägt kleine, spitz bis eirund zulaufende Blätter, die paarig an rötlichen Stielen sitzen. Der Granatapfel blüht mit großen, granatroten Blütenkelchen, die zu mehreren an dicken, kurzen Zweigen hängen. Der Kelchrand ist kräftig und leicht verdickt. Aus dem Kelch ragen lange Staubfäden.

Es gibt verschiedene Zwergsorten des Granatapfelbaums, die kleiner bleiben, reichhaltiger und früher blühen.

Recht pflegeleicht

Der Granatapfelbaum stellt keine großen Ansprüche an den Gärtner, man kann die Pflanze sogar problemlos über den Winter bringen.

Blüte- und Erntezeit

- Die Blütezeit des Granatapfelbaums ist von Juli bis September.
- Die Erntezeit der Früchte zieht sich von Anfang September bis in den Dezember hinein.

Der ideale Standort

- Von Mai bis Oktober kann die Pflanze auf Balkon, Terrasse oder im Garten stehen.
- Der Standort sollte sonnig und windgeschützt sein. Zugluft ist unbedingt zu vermeiden.
- Überwintert wird der Granatapfel in einem hellen, 3 bis 8 °C kühlen Winterquartier. Im Notfall können die pflegeleichten und robusten Pflanzen auch in einer dämmrigen Garage oder sogar dunkel überwintern. Gelegentliches Gießen sollte man nicht vergessen!

Eine Zierde für Balkon, Terrasse oder Garten: ein Granatapfelbäumchen.

Das Beschneiden

- Im Februar oder März muss die Pflanze etwas zurückgeschnitten werden, damit sie ihren buschigen Charakter behält.
- Großzügiger beschneiden sollten Sie die Kübelpflanzen nur, wenn sie für den Einzug ins Winterquartier zu ausladend geworden sind. Jeder Rückschnitt verzögert die Blüte.

Die Pflege

- Gleichzeitig wird die Gießmenge dem Pflanzenwachstum angeglichen und ständig etwas erhöht.
- Vom Frühjahr bis zum Herbst sollten Sie den Granatapfelbaum mäßig gießen. Kurzzeitige Trockenheit verträgt er, Staunässe nicht. Der Granatapfelbaum kann bei richtiger Pflege sehr alt werden.

Achtung: Der Granatapfelbaum verträgt keine Staunässe!

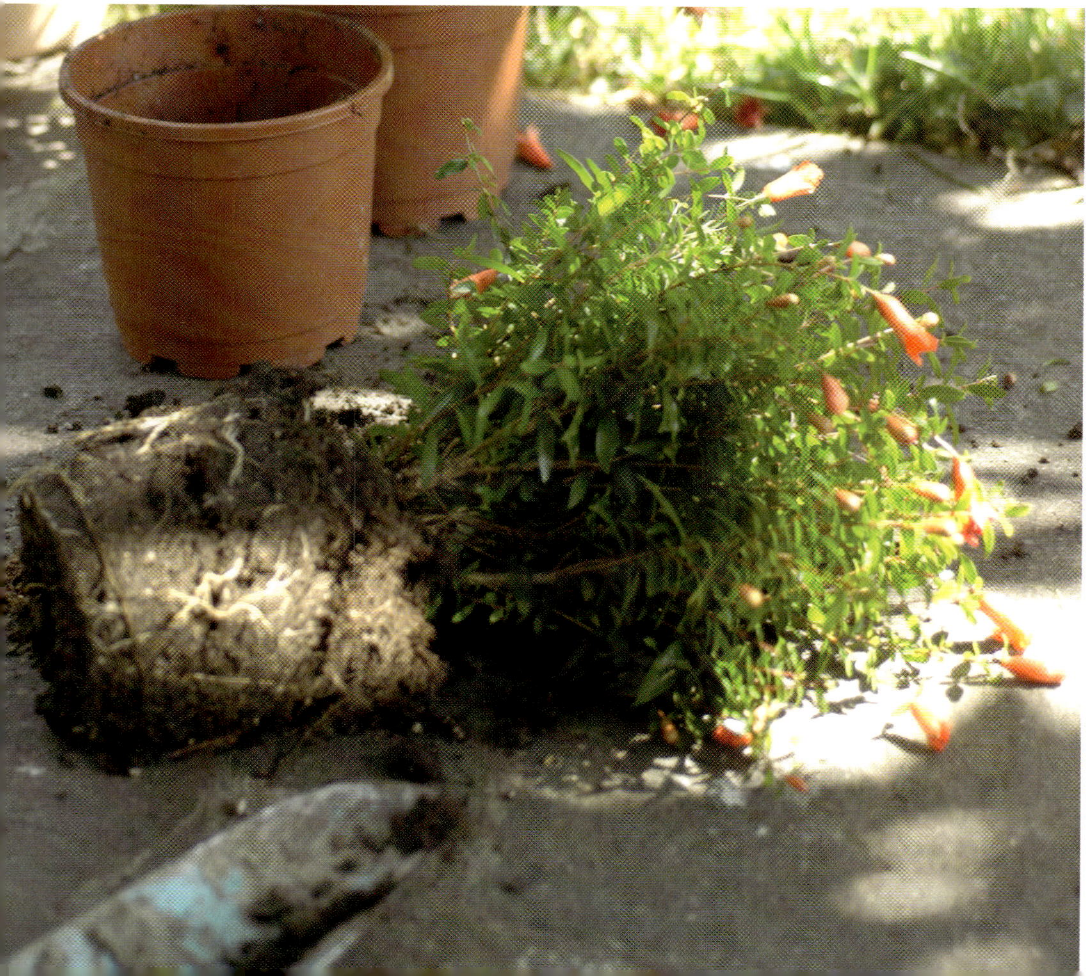

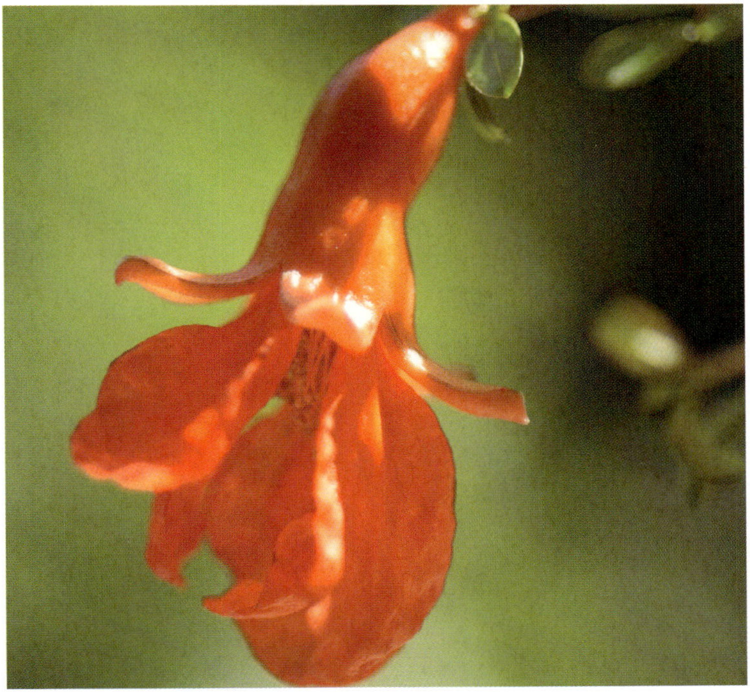

Die leuchtend granatroten Blüten – Vorboten der köstlichen Früchte im Sommer.

- Ab April bis Oktober sollte die Pflanze wöchentlich mit einem hochwertigen, phosphorbetonten Flüssigdünger für Kübelpflanzen gedüngt werden.

Vorsicht: Anfang Mai droht der erste Befall von Blattläusen. Als Folge treten oft dunkle Rußtaupilze auf!

Die Vermehrung

Den Zwerggranatapfelbaum können Sie im Februar durch Steckhölzer vermehren. Die zehn Zentimeter langen Stöcke bewurzeln schnell. Zur Bildung der Granatäpfel kommt es nur bei einem optimalen Standort, also wenn Sie ihn während der frostfreien Jahreszeit auf Balkon oder Terrasse und anschließend wieder in den Wintergarten stellen.

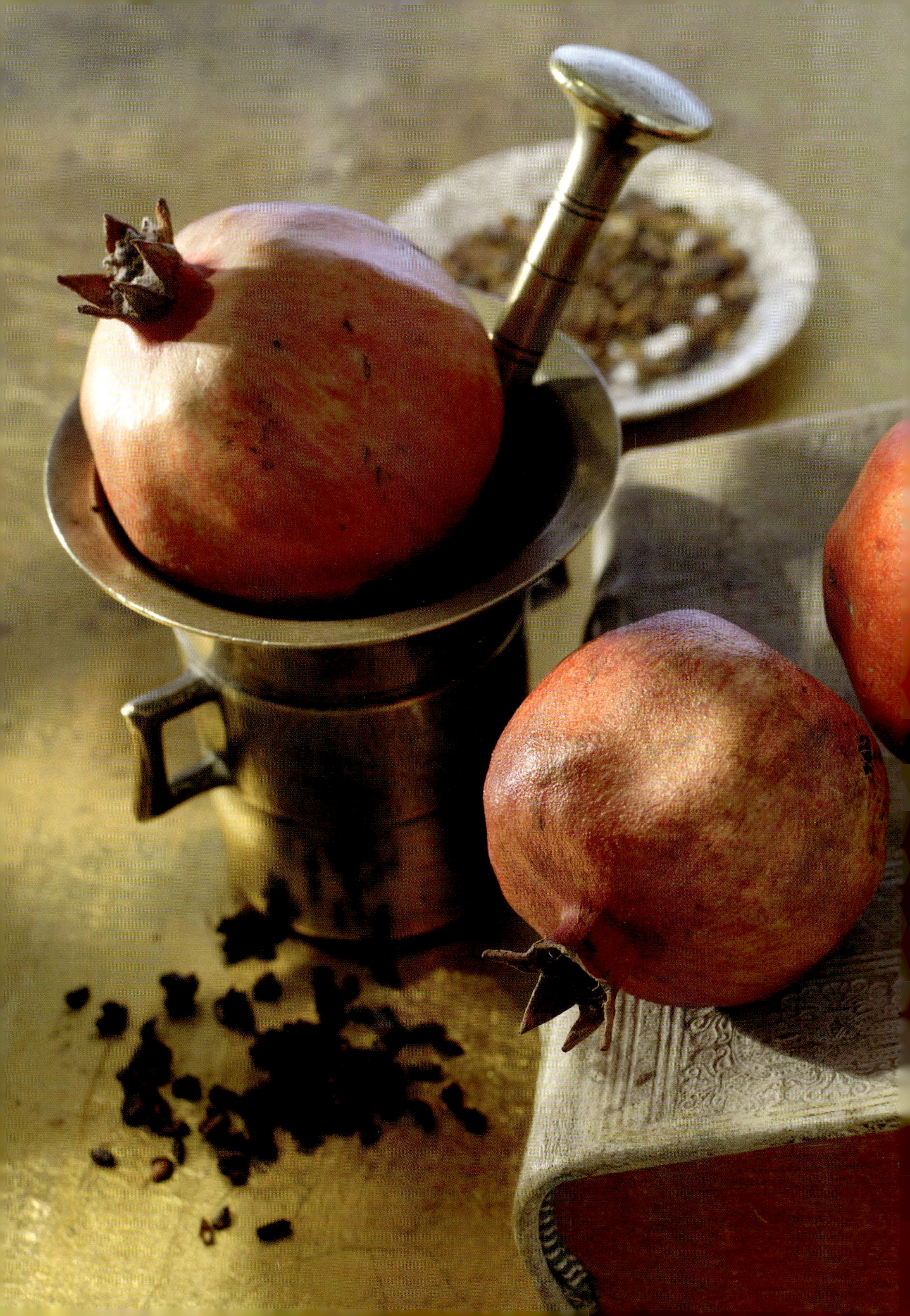

Der wertvolle Inhalt des Granat-apfels

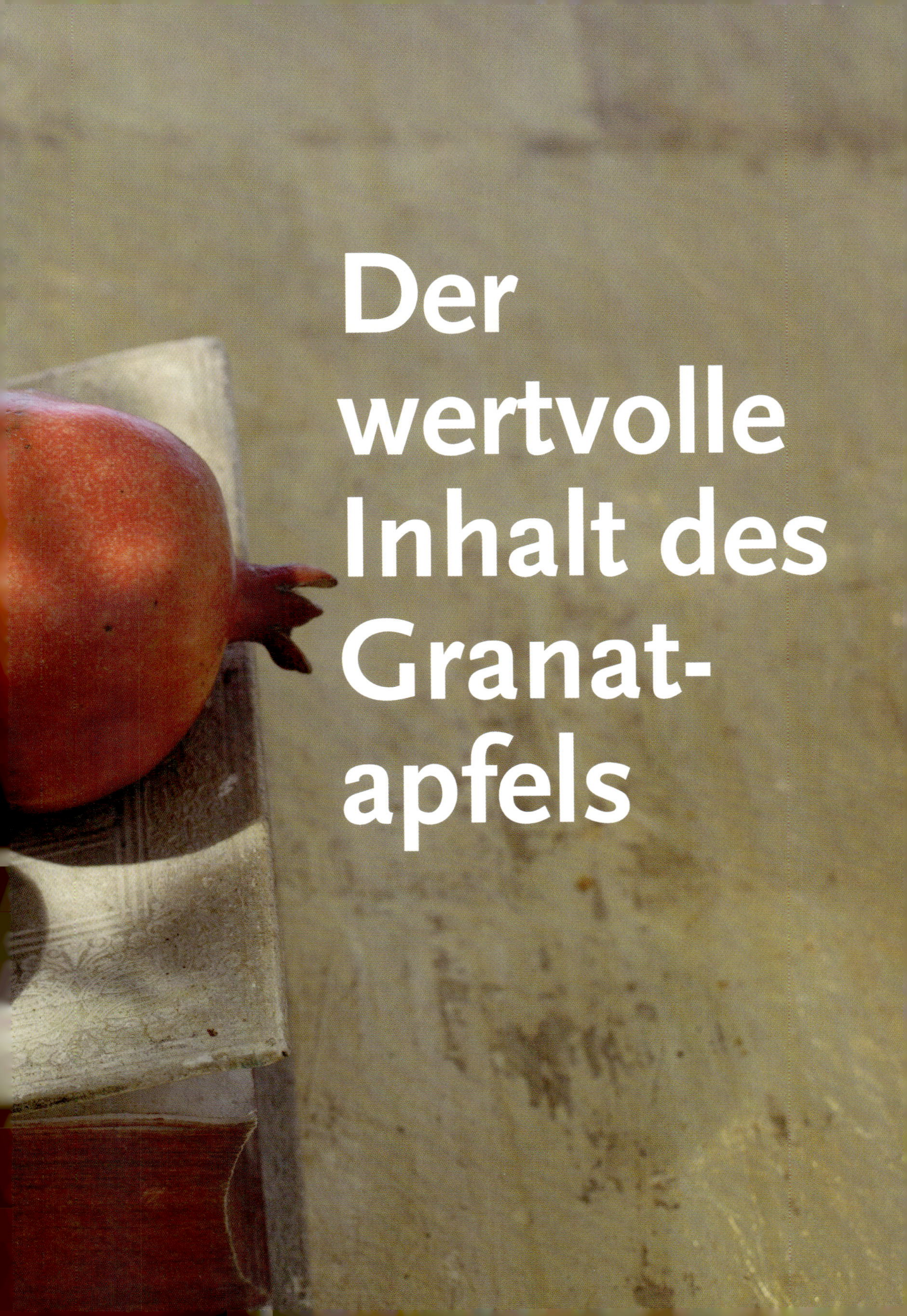

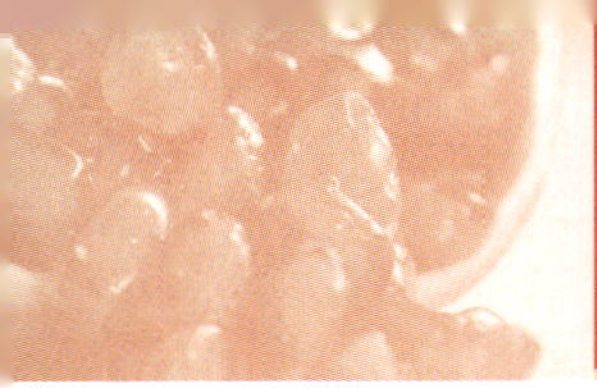

Wirkstoffe für die Gesundheit

Der Garanatapfel ist eine ausgezeichnete Wasser- und Nahrungsquelle. Er enthält fast alle lebensnotwendigen Vitamine, Mineralien und Spurenelemente in nennenswerten Mengen. Hervorragend sind vor allem die folgenden Inhaltsstoffe: Beta-Carotin, Vitamin B1, Vitamin B2, C-Vitamine, Kalium, Phosphor, Magnesium, Kalzium, Eisen, Eiweiß und vor allem große Mengen sogenannter antioxidativer sekundärer Pflanzenstoffe, wie beispielsweise Polyphenole. Von besonderer Bedeutung für Ernährungsexperten ist hier das Polyphenol Ellagsäure (siehe dazu Seite 57 ff.).

Schon gewusst?
Tatsächlich ist der Granatapfel eine der gesündesten Früchte überhaupt!

Durch die enormen Mengen an wirksamen sekundären Pflanzenstoffen bietet der Granatapfel dem menschlichen Körper einen optimalen antioxidativen Schutz. Die antioxidative Wirkung des Granatapfels liegt erstaunlicherweise drei- bis zehnmal höher als bei bekannten Pflanzen wie Heidelbeeren, Cranberries oder Grüntee.

Was aber sind eigentlich Vitamine, Mineralien, Spurenelemente und andere bioaktive Stoffe? Wie wirken sie und warum sind sie für die Gesundheit und die Lebenskraft so wichtig? Was versteht man unter antioxidativem Schutz? Die folgenden Abschnitte sollten Ihnen diese Fragen ausführlich beantworten.

Vitamine

Vitamine sind für den Menschen lebensnotwendige, essenzielle Nährstoffe: Der Körper kann sie nicht selbst herstellen (Ausnahme ist das Vitamin D) und ist auf die regelmäßige Zufuhr von außen angewiesen. Vitamine kommen sowohl in pflanzlichen als auch in tierischen Lebensmitteln vor. Einige Vitamine werden dem Körper als Vorstufen (sogenannte Provitamine) zugeführt, die dann erst im Körper in eine spezielle Wirkform umgewandelt werden. Ein Beispiel für Provitamine sind die in vielen Pflanzen vorkommenden Carotinoide. Das Beta-Carotin wird von Tieren oder Menschen in Vitamin A (Retinol) umgewandelt.

Dass Vitamine benötigt werden, ist zumindest bei einigen Vitaminen genetisch bedingt. Andere Lebewesen wie beispielsweise Schweine können ca. 100 Milligramm Vitamin C pro Kilogramm Körpergewicht produzieren, Menschen sind dazu aufgrund des Fehlens von einem Enzym (L-Galactonolacton-Oxidase) nicht in der Lage. Somit ist Vitamin C für Schweine kein Vitamin (»vita« heißt Leben), aber für den Menschen. Unterschiedliche Lebewesen benötigen daher individuelle Vitamine. Allgemein werden aber nur die für Menschen lebenswichtigen Stoffe als Vitamine bezeichnet.

Lebenswichtige Stoffe

Ohne Vitamine würden unsere Körperzellen sterben – genau wie Pflanzen auf dem Balkon, die nicht gegossen werden.

Aufgaben der Vitamine

- Vitamine sorgen grundsätzlich für das reibungslose Funktionieren des Stoffwechsels. Ihre Aufgabe besteht in einer Regulierung des Energiestoffwechsels und damit in der Verwertung von Nährstoffen wie Kohlenhydraten, Eiweißen und Mineralstoffen und zudem für deren Ab- bzw. Umbau. Somit dienen Vitamine auch der Energiegewinnung.
- Vitamine stärken das Immunsystem und sind unverzichtbar beim Aufbau von Zellen, Blutkörperchen, Knochen und Zähnen.
- Jedes einzelne Vitamin erfüllt bestimmte Aufgaben. Sie unterscheiden sich dadurch auch hinsichtlich ihrer verschiedenartigen Wirkungen. Trotzdem spielen Vitamine zusammen wie ein Orchester, sodass, wenn eines fehlt, die anderen nicht optimal zusammenarbeiten können. Daher sollten dem Körper immer alle lebensnotwendigen Vitamine in der ausreichenden Menge zur Verfügung stehen.

Geschichte der Vitaminforschung

Die Geschichte der Vitamine ist noch relativ jung. Zwischen 1920 und 1980 wurden die heute bekannten Vitamine erstmals rein dargestellt und man konnte beginnen, ihre Wirkung zu erforschen. Für diese Vitamine sind inzwischen auch einige chemische Synthesewege zur Herstellung bekannt.

Krankheiten, als Folge von Vitaminmangelerscheinungen, wurden erst zu Beginn des 20. Jahrhunderts entdeckt. In der Annahme, dass es sich um ernährungsbedingte Krankheiten handele, versuchte man beispielsweise durch die Zufuhr entsprechender Nahrungsmittel Krankheiten wie Skorbut und Rachitis zu bekämpfen. Mit Hilfe von Tierversuchen wurde die Hypothese bestätigt, dass diese Krankheiten durch das Fehlen bestimmter Nahrungssubstanzen verursacht wurden. Durch weitere Tierversuche fand man heraus, welches die essenziellen – also lebensnotwendigen – Nahrungsbestandteile sind. Im Anschluss daran konnte man aus diesen die jeweiligen Vitamine isolieren.

Forschungsbedarf

Weil das Gebiet der Vitaminforschung noch so jung ist, gibt es in diesem Bereich der Wissenschaft noch viele unbeantwortete Fragen und viel Forschungsbedarf.

Unterteilung der Vitamine

1913 wurde die Bezeichnung der Vitamine mit großen Buchstaben des Alphabets durch einen amerikanischen Biochemiker eingeführt. Somit gab es Vitamin A, B, C und D. Anschließend kamen noch die Vitamine E und K hinzu. Bei der Analyse der Nahrung, die Vitamin B enthielt, stellte sich heraus, dass es sich hier um mehr als einen Faktor handelte, der mehrere Symptome ausschalten konnte. Also sprachen die Biologen von Vitamin B1, B2 usw. Oft spricht man einfach vom Vitamin-B-Komplex.

Von den in der medizinischen Wissenschaft zur Zeit bekannten 20 Vitaminen gelten die in der nebenstehenden Tabelle aufgeführten 13 Vitamine als lebensnotwendig.

Im Körper können bestimmte Vitamine gespeichert werden, andere wiederum nicht und müssen daher laufend über die Nahrung zugeführt werden. Entsprechend werden die Vitamine in zwei Gruppen eingeteilt:

- in die Gruppe der fettlöslichen (»lipophilen«), speicherbaren Vitamine
- in die Gruppe der wasserlöslichen (»hydrophilen«), nicht speicherbaren Vitamine.

Fettlösliche Vitamine

- Vitamin A (Retinol)/Beta-Carotin
- Vitamin D (Calciferol)
- Vitamin E (Tocopherol)
- Vitamin K (Phyllochinon)

Vitamin K kann allerdings trotz seiner Fettlöslichkeit nur in unbedeutenden Mengen vom Körper gespeichert werden.

Tipp

Kaltgepresste Pflanzenöle enthalten besonders große Mengen an Vitamin E. Sie sollten daher häufiger in der Küche zum Einsatz kommen.

Trivialname	chemischer Name
Vitamin A	Retinol
Vitamin B1	Thiamin
Vitamin B2	Riboflavin
Vitamin B3*	Niacin**
Vitamin B5*	Pantothensäure
Vitamin B6	Pyridoxin, Pyridoxal und Pyridoxamin
Vitamin B7	Biotin
Vitamin B9	Folsäure
Vitamin B12	Cobalamin
Vitamin C	Ascorbinsäure
Vitamin D	Calciferol
Vitamin E	Tocopherol
Vitamin K***	Phyllochinon und Menachinon

* Die Buchstabenbezeichnung für Niacin (B3) und Pantothensäure (B5) wird manchmal unterschiedlich verwendet; ** = Nicotinsäureamid, Nicotinsäure; *** K1 = Phyllochinon, K2 = Menachinon

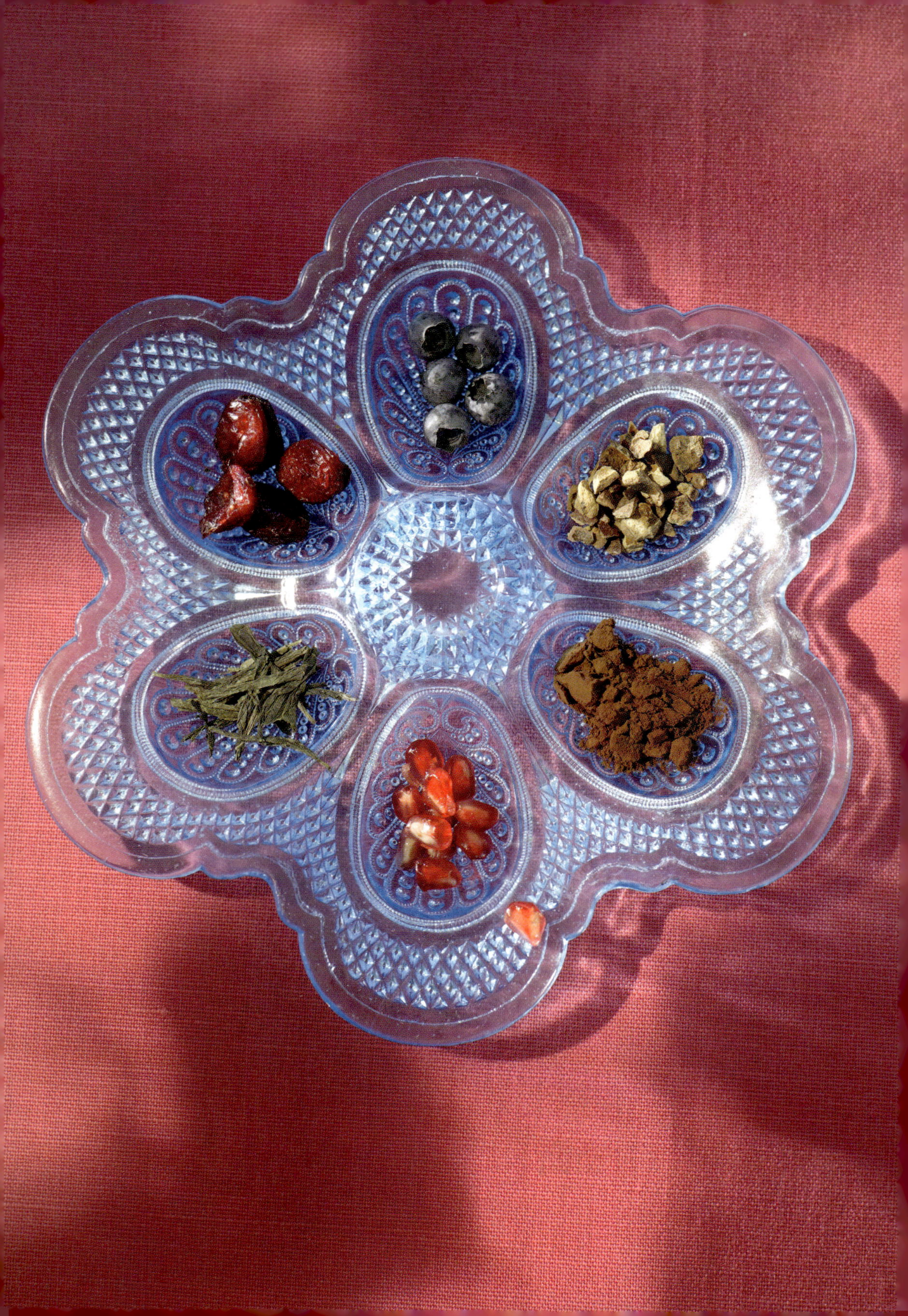

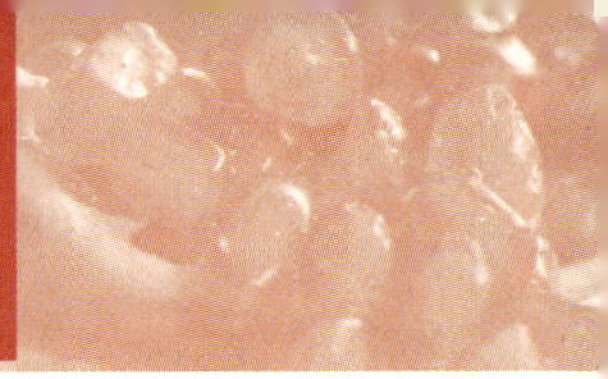

Vitamin D ist eine Ausnahme, da es vom Körper selbst hergestellt werden kann, und wird heute nicht mehr zu den Vitaminen, sondern zu den Hormonen gerechnet.

Wasserlösliche Vitamine

Zu den wasserlöslichen Vitaminen gehören neben dem Vitamin C die acht Vertreter des Vitamin-B-Komplexes: Vitamin B1, B2, B3, B5, B6, B7, B9 und B12.

Dies ist eine Sammelbezeichnung wasserlöslicher Vitamine mit unterschiedlicher chemischer Zusammensetzung. Sie sind in tierischen und pflanzlichen Lebensmitteln enthalten. Einzelne B-Vitamine kommen in der Natur niemals isoliert vor. Sie wirken aus diesem Grund in der Regel auch immer im Verbund.

Eine Ausnahme bildet das Vitamin B12 (auch Cobalamin genannt). Es kann trotz seiner Wasserlöslichkeit vom Organismus gespeichert werden.

Vitaminmangel

Ein Vitaminmangel (Hypovitaminose) kann aus verschiedenen Gründen entstehen:

- als Folge eines erhöhten Bedarfes (während Schwangerschaft und Stillzeit, in der Kindheit und Jugend)
- aufgrund einer mangelnden Zufuhr (z. B. durch falsche Ernährungsweise) oder durch eine schlechte Aufnahme (sogenannte Malassimilation) infolge anderer Grunderkrankungen
- als Folge einer Medikamenteneinnahme (z. B. orale Verhütungsmittel, Anitbabypille)
- nach künstlicher (parenteraler) Ernährung ohne Vitaminzugabe
- Ganz wichtig ist aber auch die Lagerung und Zubereitung unserer Lebensmittel, denn diese bestimmen ebenfalls den Vitamingehalt, sodass trotz Auswahl der richtigen Nahrungsmittel ein Mangel entstehen kann.

Granatäpfel enthalten mehr antioxidative Stoffe als Grüntee, Kakao, Heidelbeeren oder Cranberrys.

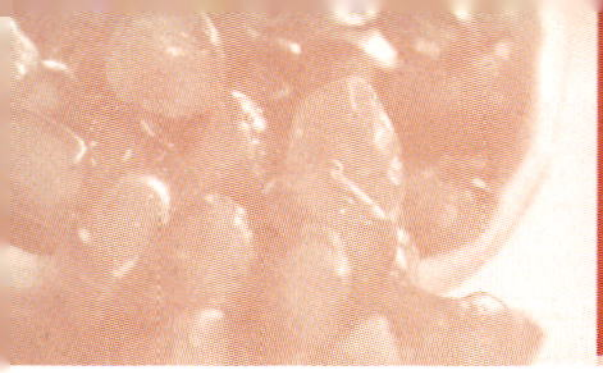

Alle diese Faktoren können zu Mangelerscheinungen führen, die in verschiedene Schweregrade unterteilt werden. Vitaminmangelkrankheiten sind unter den europäischen Ernährungsbedingungen selten geworden und meist auf Alkoholabhängigkeit zurückzuführen. Betroffen sein können auch alte Menschen, Raucher oder strenge Vegetarier bzw. Veganer. Die Krankheitszeichen sind je nach betroffenem Vitamin verschieden. Je nach Art und Ausmaß der Schädigung kann sich der Organismus – nach Ausgleich des Vitaminmangels – wieder erholen.

Abgesehen von den schweren und auch für den Laien erkennbaren Schäden, die durch einen Vitaminmangel auftreten können, ist auch schon ein latenter Mangel an Vitaminen nach neueren Studien für die Fettwerte, das Gefäßsystem und die Zellalterung des menschlichen Körpers nachteilig. Es wird immer klarer, wie wichtig Vitamine und andere Mikronährstoffe für den Erhalt der Gesundheit sind. Hier steckt die Wissenschaft noch in den Kinderschuhen. Unbestritten ist schon jetzt, dass Vitamine in der Prävention von Erkrankungen und Alterungsprozessen eine wichtige Rolle spielen.

Achtung!

Wer ständig große Mengen an Vitamindrinks zu sich nimmt, läuft Gefahr, durch diese Überdosierung mit den Vitaminen A, C und E gesundheitlichen Schaden zu nehmen.

Vitaminüberdosierungen

Eine Vitaminüberversorgung wird Hypervitaminose genannt. Die fettlöslichen Vitamine (A, D, E, K) werden im Körper, meist in der Leber, gespeichert. Damit kann es auch zu Überdosierungen kommen. Was bei den wasserlöslichen Vitaminen nicht passiert, da sie über die Nieren stets rasch wieder ausgeschieden werden.

Als Hypervitaminosen werden jene Erscheinungen zusammengefasst, die bei übermäßiger Zufuhr der entsprechenden Vitamine auftreten können. Das ist durch eine normale Ernährung kaum zu erreichen. Infrage kommen aber hochdosierte Vitamingaben. Auch der unkontrollierte Verzehr von Lebensmitteln, die mit Vitaminen angereichert werden (z. B. Multivitaminsäfte etc.), kann zu einer ungewollten Überdosierung von Vitaminen führen.

Überdosierung von Vitamin D oder E

Vitamin D ist in Verbindung mit Calcium unstrittig bei der Behandlung der Osteoporose (»Knochenschwund«). Bei chronischer Einnahme von zu hohen Konzentrationen dieses Vitamins kann durch die dauerhafte Ansammlung im Körper der gegenteilige Effekt erreicht werden – die Knochenentkalkung und damit die Entstehung einer Osteoporose werden gefördert.

Neuere Studien zeigen auch, dass beispielsweise Vitamin E in sehr hohen Dosierungen nachteilige Auswirkungen auf die Gesundheit hat, in niedrigen Dosen aber lebensverlängernd wirkt.

Spurenelemente – Mineralstoffe in Mini-Mengen

Spurenelemente bzw. Mikroelemente sind chemische Stoffe, von denen der menschliche Körper sehr kleine Mengen (»Spuren«) von weniger als 50 Milligramm pro Tag für den Erhalt seiner Stoffwechselfunktionen benötigt. Ein Fehlen von essenziellen (lebensnotwendigen) Spurenelementen bei Mensch, Pflanze und Tier ruft schwere physiologische Schäden hervor. Bekannte Mangelerscheinungen sind Anämie (»Blutarmut«) bei Eisenmangel oder Stoffwechselstörungen bei Jodmangel. Eine überhöhte Aufnahme kann eine Vergiftung bewirken, da einige Mikroelemente hoch giftig sind.

Vielfalt im Kleinformat

Der menschliche Organismus enthält etwa 40 verschiedene Spurenelemente – teilweise nur in winzigsten Mengen!

Allgemein als essenzielle Spurenelemente anerkannt sind:

- Chrom, Cobalt, Eisen, Fluor, Jod, Kupfer, Mangan, Molybdän, Selen, Silicium, Vanadium, Zink, Zinn
- Diese Spurenelemente sind entweder wichtige Bestandteile von Enzymen, Vitaminen und Hormonen oder wirken im Sinne von

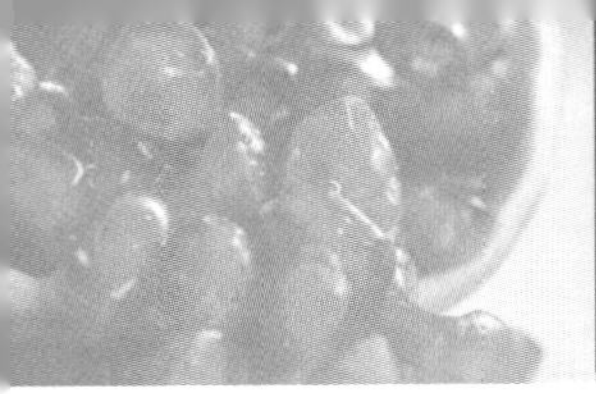

Wichtige Spurenelemente für den menschlichen Körper

Element	natürliches Vorkommen	Bedeutung für den Körper	empfohlene Zufuhr pro Tag
Chrom (Cr)	Leber, Bierhefe, Weizenkeime	bedeutsam für den Zuckerstoffwechsel, insbesondere im Alter und bei Diabetes	0,03 – 0,2 mg
Eisen (Fe)	Hülsenfrüchte, grünes Gemüse, Granatapfel, Vollkornprodukte, Fleisch	Bestandteil vieler Enzyme; Transport von Sauerstoff	15 mg
Fluor (F)	Meeresfische	Aufbau von Zähnen und Knochen	5 – 25 mg
Jod (J)	Seefische, Eier, Milch, Milchprodukte	Bestandteil vieler Enzyme und zentraler Bestandteil von Schilddrüsenhormonen	0,15 – 0,30 mg
Kobalt (Co)	Nüsse, Kohl, Leber, Vollkorngetreide, Hülsenfrüchte	Bestandteil vieler Enzyme; beteiligt an der Bildung roter Blutkörperchen	5 µg
Kupfer (Cu)	Leber, Hülsenfrüchte, Nüsse, Vollkornprodukte	Bestandteil vieler Enzyme, v. a. in Muskulatur, Leber und Knochen	1,0 – 1,5 mg
Mangan (Mn)	Getreideprodukte, grünes Gemüse, Nüsse	Bestandteil vieler Enzyme; wichtig für den Kohlenhydrat- und Fettstoffwechsel	2 – 5 mg
Molybdän (Mo)	Getreide, Gemüse, Innereien	Bestandteil vieler Enzyme	0,06 – 0,5 mg
Selen (Se)	Seefische, Fleisch, Eier, Getreideprodukte	Schutz vor freien Radikalen, Entgiftung von Schwermetallen	0,07 – 0,2 mg
Vanadium (V)	Hülsenfrüchte, Nüsse, Meeresfrüchte	wichtig bei der Mineralisation der Knochen sowie für den Fett- und Zuckerstoffwechsel	15 – 30 µg
Zink (Zn)	Fleisch, Fisch, Nüsse, Vollkornprodukte	Bestandteil vieler Enzyme; beteiligt an Stoffwechselvorgängen der Haut und des Immunsystems	5 – 25 mg

Coenzymen katalysierend (beschleunigen chemische Reaktionen und werden dabei selbst nicht verbraucht) oder aktivierend bei bestimmten Stoffwechselreaktionen.

Zu den Elementen, bei denen eine biologische Funktion nicht nachgewiesen wurde, zählen:

- Arsen, Aluminium, Barium, Bismut, Bor, Brom, Germanium, Lithium, Nickel, Quecksilber, Rubidium, Strontium, Tellur, Titan, Wolfram

Magere Böden

Ackerböden sind häufig arm an Selen, sodass es wichtig ist, dass man seinen Selenbedarf z. B. über den Verzehr von Seefisch wie Hering deckt.

Mangel an Spurenelementen

Gründe für eine Unterversorgung mit wichtigen Spurenelementen können sein:

- vermehrte Ausscheidung (Schwitzen, Durchfallerkrankungen)
- Stoffwechselerkrankungen
- regionale Gegebenheiten (z. B. das Vorkommen der Spurenelemente im Ackerboden bzw. in den angebauten Pflanzen)
- Ernährungsgewohnheiten

Mengenelemente – Mineralstoffe in größeren Mengen

Als Mengenelemente bezeichnet man Mineralstoffe, die in Massenanteilen von mehr als 50 Milligramm pro Kilogramm vorkommen. Weil Mengenelemente im wässrigen Milieu meist ionisiert vorliegen, d. h. als positiv oder als negativ geladene Teilchen, nennt man sie auch Elektrolyte.

Mengenelemente in der Ernährung

Die für den menschlichen Organismus wichtigen Mineralstoffe sind die folgenden sieben:

- **Natrium:** ist zusammen mit Kalium notwendig für die Aufnahme und den Transport von Nährstoffen in die Zelle; außerdem ist es sehr wichtig für die Steuerung des Wasserhaushalts und für das Säure-Basen-Gleichgewicht des Körpers

- **Magnesium:** ist ein wichtiger Bestandteil von Knochen und Zähnen; zudem ist es von Bedeutung für den menschlichen Hormonstoffwechsel, für die Funktion der Muskulatur – vor allem der des Herzmuskels – und hat zudem auch einen großen Einfluss auf die Blutgerinnung

Mineralstofflieferant

Der Granatapfel ist ein guter Mineralienlieferant. Er zeichnet sich durch einen hohen Gehalt an Kalium, Phosphor, Magnesium und Kalzium aus.

- **Kalium:** spielt bei der Eiweißbildung eine Rolle und unterstützt die Speicherung von Energie in Form von Kohlenhydraten in der Muskulatur; es ist darüber hinaus auch für die Ausschüttung vieler Hormone notwendig

- **Kalzium:** ist der Baustein bei der Knochen- und Zahnbildung, es greift in den Stoffwechsel der Muskelkontraktion (Kontraktion = Zusammenziehen) ein, steuert die Ausschüttung von Hormonen und Signalstoffen mit und hat großen Einfluss auf die Blutgerinnung sowie auf die Herzfunktion

- **Phosphor:** ist der Grundbestandteil der Knochen; außerdem ist es ein wichtiger Baustein der menschlichen Erbsubstanz; er spielt eine wesentliche Rolle im Energiestoffwechsel und ist beteiligt am Säure-Basen-Haushalt

- **Schwefel:** ist bedeutsam als Baustein von schwefelhaltigen Eiweißbausteinen (der Aminosäuren Cystein und Methionin) sowie von Vitaminen (B_1 und Biotin); er kommt u. a. in Heparin (hemmt die Blutgerinnung) und im Chondroitinsulfat (Hauptbestandteil des Knorpels, auch in Haut, Haaren etc.) vor

- **Chlor:** zusammen mit dem Natrium ist es für den Wasserhaushalt und das Säure-Basen-Gleichgewicht von Bedeutung; es ist zudem Bestandteil der Magensalzsäure (HCl)

Enzyme

Enzyme sind Eiweiße, die eine chemische Reaktion katalysieren können. Enzyme spielen eine tragende Rolle im Stoffwechsel aller lebenden Organismen; der überwiegende Teil biochemischer Reaktionen, von der Verdauung (Beispiel: Pepsin) bis hin zum Kopieren der Erbinformation (Beispiel: DNA-Polymerase), wird von Enzymen angestoßen und gesteuert. Man kann sagen, dass Enzyme die Lebensenergie fast jeden Lebewesens steuern und erhalten.

Lebensmotor

Enzyme steuern den Großteil der Reaktionen im Stoffwechsel. Ohne die wertvolle Arbeit der Enzyme könnten wir nicht leben.

Als »Biokatalysatoren« beschleunigen Enzyme chemische Reaktionen, indem sie die Aktivierungsenergie herabsetzen, die überwunden werden muss, damit es zu einer Stoffumsetzung kommt. Theoretisch ist eine enzymatische Umsetzung umkehrbar, das bedeutet, die Produkte können wieder in die Ausgangsstoffe umgewandelt werden. Damit wirken sie wie Katalysatoren. Wie alle Katalysatoren liegt das Enzym nach der Reaktion also wieder in seiner Ausgangsform vor. Enzyme zeichnen sich durch eine hohe Spezifität aus. Dies bedeutet: Unter allen Stoffen wählen sie nur die passenden Substanzen aus und katalysieren dann genau nur die eine von vielen denkbaren Reaktionen.

Weitere Funktionen der Enzyme

- Die Bedeutung der Enzyme beschränkt sich jedoch nicht allein auf den Stoffwechsel, auch bei der Reizaufnahme und -weitergabe sind sie wichtig. An der Vermittlung einer Information innerhalb einer Zelle sind häufig Rezeptoren (»Andockstellen«) mit enzymatischer Funktion beteiligt.

- Auch die Aktivierung und die Deaktivierung vieler Hormone im menschlichen Körper geschehen durch Enzyme.
- Weiterhin sind Enzyme an der Verteidigung des eigenen Organismus beteiligt: So sind beispielsweise diverse Enzyme Teil des menschlichen Immunsystems und helfen bei der Zerstörung von Viren und Bakterien.

Enzymdefekte

Fehler in Enzymen können fatale Folgen haben. Durch solche Enzymdefekte ist die Aktivität eines Enzyms vermindert oder gar nicht mehr vorhanden. Aus diesem Grund ist eine ausreichende Versorgung mit Mikronährstoffen, Spuren- und Mengenelementen – beispielsweise durch den Verzehr von Granatäpfeln – von so großer Bedeutung für den menschlichen Körper, da auch die Enzymbildung direkt davon abhängt.

Erbkrankheiten

Bei einem Enzymdefekt sind ein oder mehrere Stoffwechselschritte gestört, weil ein bestimmtes Enzym nicht oder nur in unzureichender Menge produziert wird.

Manche Enzymdefekte werden genetisch vererbt. Dann brechen ganze Stoffwechselwege weg und es entstehen schwere Krankheiten. Beispiele für vererbbare Enzymdefekte sind die Phenylketonurie und die Galaktosämie.

Sekundäre Pflanzenstoffe

Sekundäre Pflanzenstoffe (auch Sekundärmetaboliten, sekundäre Pflanzeninhaltsstoffe oder bioaktive Stoffe genannt) sind chemische Stoffe, die nur von Pflanzen produziert werden. Es handelt sich dabei um Verbindungen, die weder im Energiestoffwechsel noch im aufbauenden (anabolen) oder im abbauenden (katabolen) Pflanzenstoffwechsel hergestellt werden. Nur spezielle Zelltypen bilden diese Stoffe, aber trotzdem haben sekundäre Pflanzenstoffe eine wichtige Bedeutung für die gesamte Pflanze.

Weil sekundäre Pflanzenstoffe für Pflanzen und in der Folge auch für den Menschen oft eine so herausragende Bedeutung haben, werden Pflanzen häufig nur aufgrund dieser chemischen Verbindungen angebaut.

Die wichtigsten Gruppen sekundärer Pflanzenstoffe werden nach ihrer chemischen Struktur geordnet:

- **phenolische Verbindungen:** einfache Phenole, Polyphenole, Phenylpropane, Stilbene und ihre Glykoside
- **isoprenoide Verbindungen:** Terpene, Steroide und ihre Glykoside; Carotinoide, Speicherlipide (Speicherfette)
- **Alkaloide:** z. B. Koffein und Nikotin
- **Aminosäuren:** z. B. Alliin (in Knoblauch) und Canavanin

Die Herstellung der sekundären Pflanzenstoffe in verschiedenen Pflanzenarten kann sehr unterschiedlich sein. Weil sie zeitlich und räumlich begrenzt und oft von Umgebungsbedingungen abhängig produziert werden, ist ihre Untersuchung wichtig.

Sekundäre Pflanzenstoffe, wie beispielsweise Alkaloide und Terpene, bilden chemisch sehr unterschiedliche Strukturen und haben für den menschlichen Stoffwechsel große Bedeutung – vor allem in der Pharmakologie und der chemischen Synthese. Und besonders der Granatapfel ist ein hervorragender Lieferant für sekundäre Pflanzenstoffe.

Intensive Forschung

Die Wissenschaft arbeitet fieberhaft daran, so viel wie möglich über die Wirkungen der unzähligen sekundären Pflanzenstoffe herauszufinden – zum Wohl Ihrer Gesundheit!

Richtige Ernährung schützt vor Krankheiten

Generell kann man sagen, dass eine pflanzenbetonte Ernährung einen natürlichen Schutz vor Herz-Kreislauf-Erkrankungen und möglicherweise auch vor Krebs bietet.

Dabei kommt besonders den sekundären Pflanzenstoffen eine tragende Rolle zu. Sie verleihen den pflanzlichen Nahrungsmitteln u. a. Aroma, Duft und Farbe – im menschlichen Körper aber entfalten sie gemeinsam vielfältige, erstaunliche gesundheitsfördernde Wirkungen.

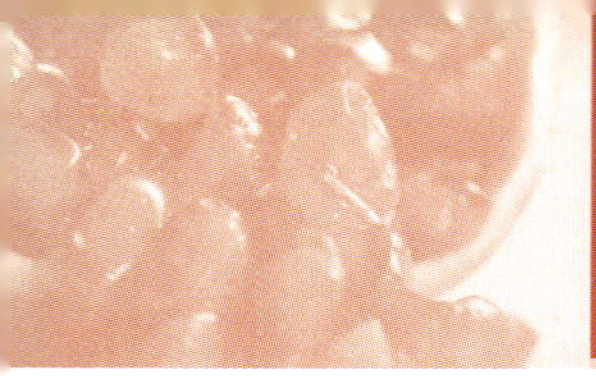

Bedeutung für den pflanzlichen Organismus

Die Funktion von sekundären Pflanzeninhaltsstoffen für die Pflanze war lange Zeit ungeklärt. Man nahm an, dass diese sekundäre Stoffwechselwege dazu dienten, unnütze oder giftige Abfallprodukte des Pflanzenstoffwechsels zu entsorgen oder zu neutralisieren, weil man den Verbindungen keine direkte Rolle im Stoffwechsel zuordnen konnte. Heute glaubt man, dass sekundäre Pflanzeninhaltsstoffe wichtige ökologische Aufgaben haben. Und man vermutet, dass sich pflanzliche Sekundärstoffe als Folge eines intensiven Austausches zwischen Pflanzen und ihrer Umwelt – insbesondere Fressfeinden – entwickelt haben.

- Viele sekundäre Pflanzenstoffe dienen der Pflanze als effektive chemische Abwehrstoffe gegen Pflanzenfresser und Krankheiten.
- Andererseits locken einige dieser Stoffe als Farb- und Aromastoffe pollenverbreitende Insekten und samenverteilende Früchtefresser an.
- Interessant sind vor allem die sekundären Pflanzenstoffe, die die Pflanze gegen Viren, Bakterien, UV-Strahlen und andere zellschädigende Einflüsse bildet, denn diese haben im menschlichen Körper häufig einen sehr ähnlichen Effekt.

Vorkommen und Wirkung wichtiger sekundärer Pflanzenstoffe

Pflanzen nutzen die verschiedenen sekundären Pflanzenstoffe auf die folgenden Weisen:

- zur Abwehr von Krankheiten (Pilzbefall, Virenbefall)
- zur Abwehr von Fressfeinden, Bakterien und Viren (z. B. Tannine wie das Punicalagin im Granatapfel)
- zum Schutz vor UV-Strahlung und Starklicht
- zum Anlocken von Insekten und Samenverbreitern
- als Verdunstungsschutz
- als mechanische Festigung

Frisches Obst und Gemüse sind randvoll mit gesunden sekundären Pflanzenstoffen.

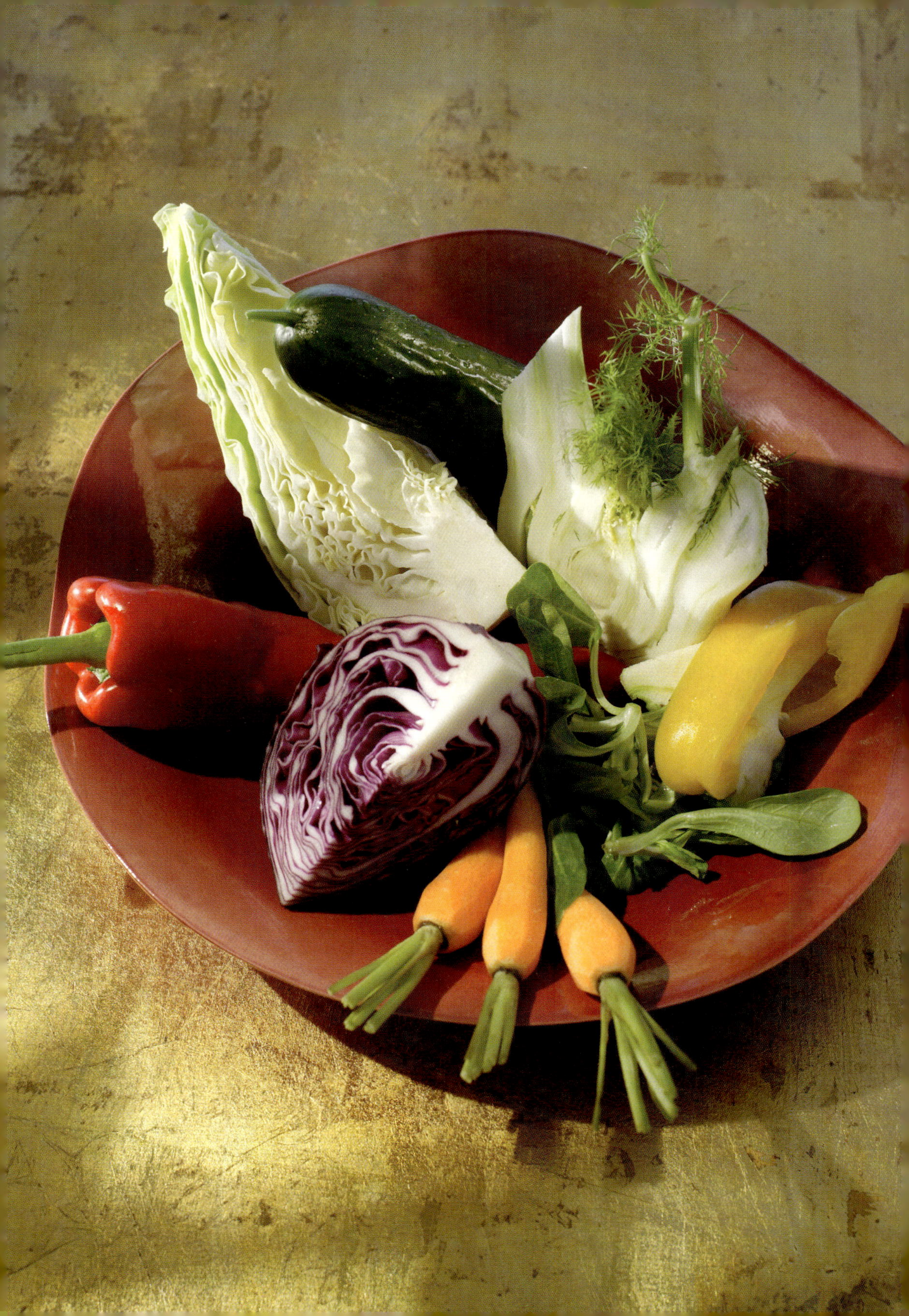

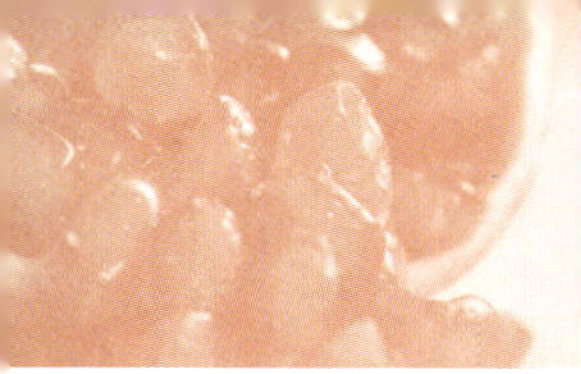

Viele der Verteidigungsstoffe sind nicht nur für die Feinde der Pflanzen giftig, sondern auch für die Pflanzen selbst. Um der Selbstzerstörung zu entgehen, haben sich in Pflanzen zwei wesentliche Strategien herausgebildet:

- Die Substanzen häufen sich in besonderen Zellen oder Geweben an. Sehr oft reichern sich sekundäre Pflanzenstoffe daher beispielsweise im Zellsaftraum an. Die Freisetzung der sekundären Pflanzenstoffe geschieht dann erst bei Gewebezerstörung bzw. beim Verzehr. Damit wird deutlich, warum sekundäre Pflanzenstoffe oft im Zellsaft oder unter der Schale zu finden sind.
- Die Pflanze bildet eine ungiftige Vorstufe und ein genau dazu gehörendes Enzymsystem, das sich in anderen Räumen der Zelle oder in besonderen Zellen befindet. Erst wenn diese Zellräume sich durch Verletzung auflösen, kommen die Enzyme mit den ungiftigen Vorstufen in Berührung und es entstehen die eigentlichen giftigen Abwehrstoffe. Ein typisches Beispiel dafür ist das Alliin in der Knoblauchpflanze.

Knoblauch

Das geruchlose Alliin des Knoblauchs ist die Vorstufe des Allizins – des Wirkstoffs im Knoblauch, der für den strengen Geruch verantwortlich ist.

Für den menschlichen Organismus wichtige sekundäre Pflanzenstoffe

Da es mehrere Hunderttausend sekundäre Pflanzenstoffe gibt, deren Wirkung und Bedeutung für den menschlichen Organismus zum großen Teil noch gar nicht völlig erforscht ist, wenden wir uns hier nur einer kleinen Auswahl zu, die besonders den Wert des Granatapfels und seiner Produkte veranschaulicht.

Polyphenole

Die sogenannten Polyphenole kommen in allen Pflanzen vor – in jeweils unterschiedlicher Konzentration. Polyphenole stellen keine einheitliche Stoffgruppe dar. Unter diesem Begriff werden Substanzen zusammengefasst, die alle auf der Struktur des sogenannten Phenols basieren.

Viele Polyphenole gelten als gesundheitsfördernd u. a. durch eine entzündungshemmende und krebsvorbeugende Wirkung. Darüber hinaus können sie einer Arteriosklerose (»Arterienverkalkung«) vorbeugen.

Flavonoide und Anthocyane sind wichtige Polyphenole und schützen beispielsweise Körperzellen vor den sogenannten freien Radikalen (siehe dazu auch Seite 76 ff.). Auch die sehr gesunde Ellagsäure (englisch: Ellagic acid), die aktuell in vielen Studien untersucht wurde, ist ein Polyphenol.

Die Polyphenole werden nach ihrer chemischen Eigenschaft in Haupt- und Untergruppen aufgeteilt. Der Einfachheit halber hier nur die wichtigsten:

- Anthocyane
- Cumarine
- Flavanole
- Isoflavone
- Lignane
- Lignine
- Phenole
- Phenolsäuren

Unglaubliche Vielfalt

Jede der genannten Polyphenolgruppen unterteilt sich in diverse weitere Untergruppen – und diese werden dann noch weiter unterteilt ... Selbst Biochemiker verlieren da schon einmal den Überblick!

Wichtig: Flavanole

Eine Hauptgruppe der Polyphenole sind die farblosen Flavanole. Man unterscheidet nach der chemischen Struktur noch einmal:

- **Monomere (ein Grundbaustein):** Catechin (Tannine), Gallocatechin, Epicatechin, Epigallocatechin, Epicatechingallat und Epigallocatechingallat
- **Dimere (zwei gleiche Grundbausteine) und Polymere (sehr viele gleiche Grundbausteine):** Theaflavine, Thearubigine
- **Oligomere (mehrere gleiche Grundbausteine):** u. a. Proanthocyanidine

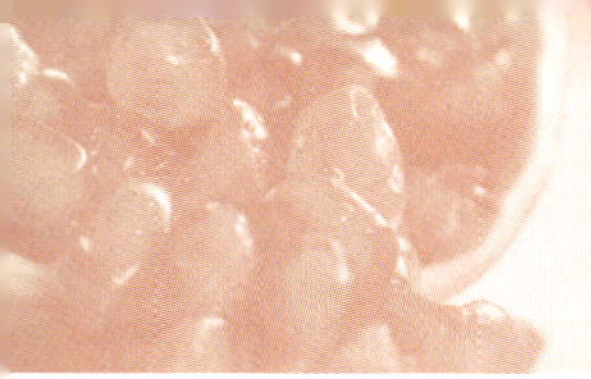

Flavanole sind hauptsächlich in Tee, Kakao, Früchten und den daraus hergestellten Getränken enthalten. Neben den monomeren Flavanolen enthalten pflanzliche Lebensmittel auch oligomere Flavanole wie die Procyanidine in Äpfeln, dunkler Schokolade und Rotwein. Die wichtigsten Flavanole im Granatapfel sind die Tannine sowie das Epigallocatechingallat (EGCG).

Tannine (Catechine)

Die Tannine, eine vom französischen Wort »tanin« für Gerbstoff abgeleitete Gruppenbezeichnung, sind natürlich vorkommende Flavonole, die sich alle von der Gallussäure ableiten lassen. Darum spricht man häufiger auch von Gallotanninen. Die bekannteste Verbindung dieser Stoffgruppe ist das Gallotannin.

Tannine kommen beispielsweise in den Schalen, Kernen und Stielen von Weintrauben vor. Sie gelangen beim Maischen in den Traubensaft. Diese adstringierenden (zusammenziehenden) und bitteren Stoffe dienen der Pflanze als Abwehr gegen Fressfeinde. Aus diesem Grund haben sie im Gegensatz zu qualitativen Wirkstoffen (wie z. B. Alkaloiden) ein weiteres Abwehrspektrum gegen Pflanzenfresser, da sie wahrscheinlich hauptsächlich die Verdauung des Feindes beeinflussen und ihn durch ihren bitteren Geschmack abschrecken.

Tannine im Wein

Der Tanningehalt eines Weines ist mit dafür verantwortlich, ob einem der edle Tropfen schmeckt oder nicht.

Der Tanningehalt und die Struktur der Tannine sind ein ausschlaggebendes Kriterium, das die Qualität eines Weines mitbestimmt. Tannine geben dem Wein eine charakteristische Note von Trockenheit, die sogenannte Adstringenz.

Als Ellagtannin, auch Ellagitannin genannt, findet sich Ellagsäure in nennenswerten Konzentrationen bis zu einem Prozent in vielen Pflanzen und Gehölzen. Zu nennen sind hier Granatäpfel, Himbeeren, Erdbeeren, Brombeeren, Walnüsse und viele weitere Früchte und Nüsse. Durch Aufspaltung zerfällt das Ellagtannin u. a. in Ellagsäure. Solche sauren Bedingungen herrschen beispielsweise im

Weitere Vorkommen der Tannine

- Tannine findet man außer in Weintrauben auch im Holz und der Rinde von Eichen und Kastanien, in der Blutwurz sowie in pflanzlichen Gallen.
- Außerdem sind die Schale und die Trennwände des Granatapfels sehr tanninreich. Hier ist vor allem das Punicalagin zu nennen.
- Tannine sind auch im Hopfen sowie in schwarzem und grünem Tee enthalten – sie werden bei Tee allerdings als Catechine bezeichnet.
- Diese Stoffe werden zudem von Akazien produziert.

Magen-Darm-Trakt vor. Freie Ellagsäure im Rotwein kommt hauptsächlich aus den Holzphenolen des Eichenholzes. Hier dient die Konzentration der ungebundenen Säure als Indikator für den Ausbau eines Weines im Barrique. Wie für andere Polyphenole konnten für Ellagsäure und Punicalagin des Granatapfels viele Hinweise auf eine gesundheitsfördernde Wirkung entdeckt werden.

Granatapfeltannine
Die Tannine verleihen den Trennwänden im Granatapfel den sehr bitteren Geschmack.

Epigallocatechingallat (EGCG)

Tee ist weltweit das am häufigsten verbreitete Getränk (abgesehen von Wasser). In Asien werden dem Tee – insbesondere dem grünen – belebende, verjüngende und gesundheitsfördernde Eigenschaften zugesprochen. Aus diesem Grund ist das wissenschaftliche Interesse am grünen Tee – und dem darin enthaltenen Epigallocatechingallat – in den letzten Jahren immer mehr gestiegen.

Der Grüntee enthält sechs verschiedene Arten von Polyphenolen, die aus Catechin und seinen Abkömmlingen bestehen. Eindeutig den größten Teil macht aber hier das EGCG aus. Es gilt daher als Hauptwirkstoff des grünen Tees. Eine einzige Tasse Grüntee enthält bis zu 400 Milligramm polyphenolische Antioxidanzien, wovon etwa 200 Milligramm EGCG sind.

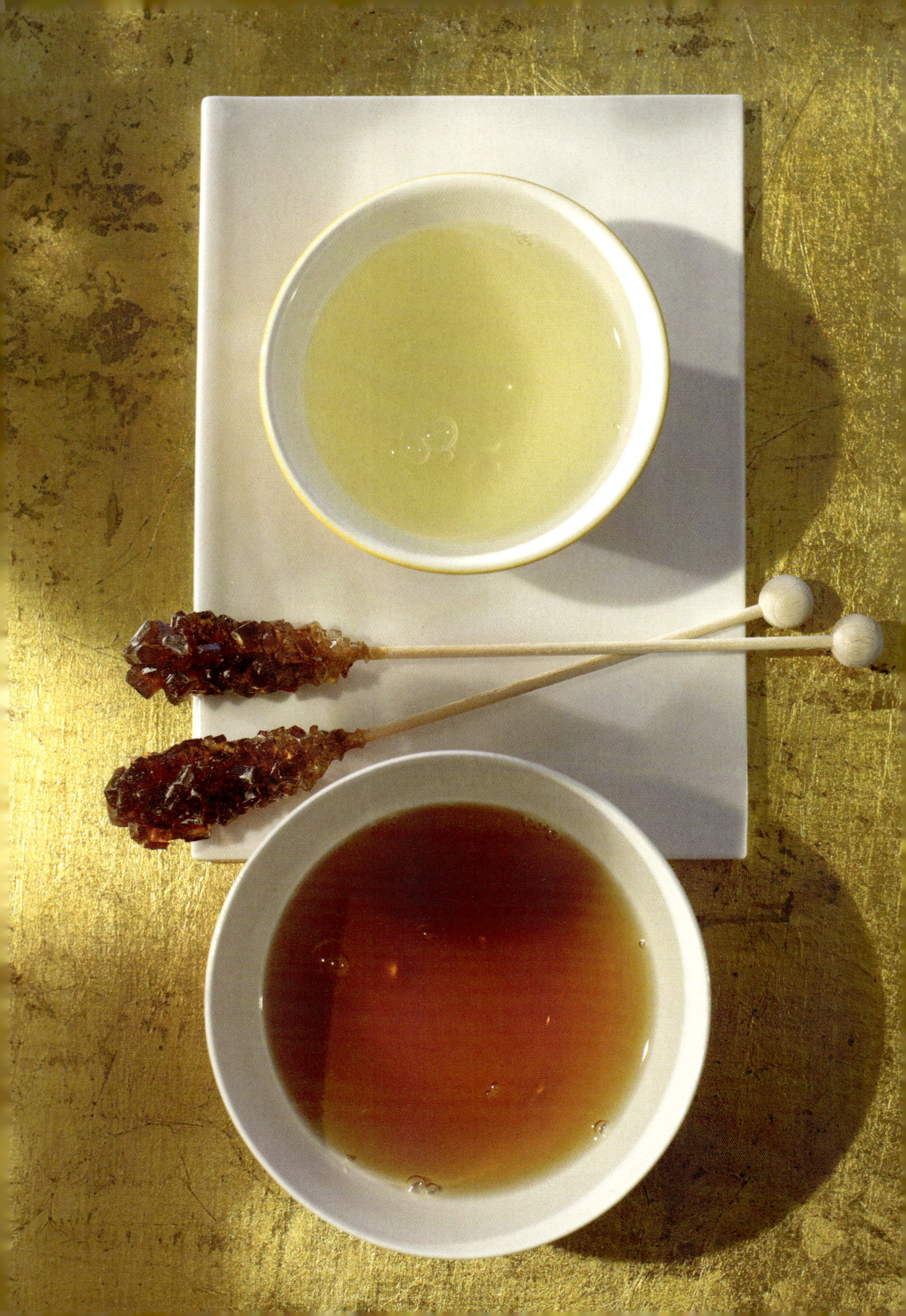

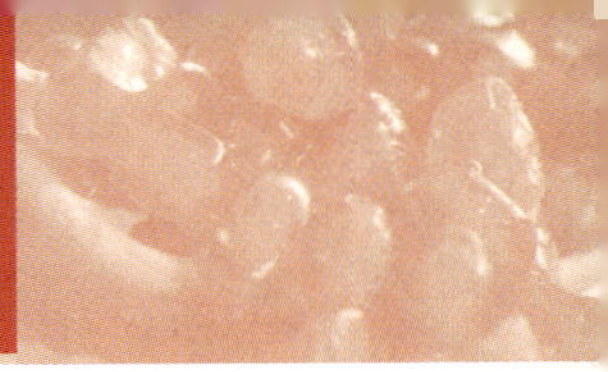

Die Catechine machen im grünen Tee etwa 17 bis 30 Prozent des Trockengewichts aus. Bei schwarzem Tee sind es nur zehn Prozent, da während der Fermentierung der Teeblätter ein großer Teil der Catechine zu anderen Stoffen mit weit weniger gesundheitsfördernden Effekten auf den menschlichen Körper umgewandelt wird.

Da Flavanole – und besonders das EGCG – auch in größerer Menge im Granatapfel enthalten sind, sind die Forschungsergebnisse zu dieser Substanz im grünen Tee oder in Kakao auch in Hinblick auf den Verzehr von Granatäpfeln von großer Bedeutung.

Wissenschaftliche Studien zur Wirkung des EGCG
Hinweise auf die Funktionen des Epigallocatechingallats geben die nachfolgenden Studienergebnisse:

- **Wirkung auf den Blutdruck:** Es zeigte sich, dass die in Kakao enthaltenen Flavanole blutdrucksenkend wirken und so das Risiko, einen Herzanfall zu erleiden, minimieren können. Möglicherweise liegt der Grund dafür in der positiven Wirkung der Flavanole auf die Funktion der Gefäßinnenwand.

- **Wirkung auf die Blutgefäße:** Die Elastizität der Blutgefäße wird verbessert. Flavanole beeinflussen die Menge an Stickoxid (NO) im Blut. NO wirkt positiv auf das Gefäßsystem, indem es letztendlich zu einer Gefäßentspannung bzw. -erweiterung führt, es bewirkt indirekt eine Gefäßerweiterung und damit zugleich eine Absenkung des Blutdrucks.

- **Wirkung gegen Bakterien:** EGCG bewirkte in einer Studie eine Wachstumshemmung bei bestimmten sehr widerstandsfähigen und gegen Antibiotika resistenten Bakterien (Methicillin-resistenter Staphylokokkus aureus, MRSA) in den Atemwegen.

Tee – und besonders der grüne (oben) – gilt in Asien als wahrer Jungbrunnen, was jetzt auch wissenschaftlich bestätigt wurde.

- **Schutz vor Prostatakrebs:** Ebenfalls in einer klinischen Studie erhielten Patienten mit einer Vorstufe des Prostatakrebses entweder dreimal täglich eine Kapsel mit 200 Milligramm Grüntee-Catechinen (insgesamt 600 Milligramm pro Tag, bestehend aus 52 Prozent EGCG) oder ein wirkungsloses Placebo (ein Scheinmedikament ohne Wirkstoff). Nach einem Jahr wurde bei den mit Grüntee-Catechinen behandelten Männern nur ein Prostatakarzinom festgestellt, während neun Tumoren bei der Gruppe, die Placebos erhalten hatte, auftraten.

Studienergebnisse

Aus anderen klinischen Studien geht hervor, dass Flavanole außerdem noch folgende Funktionen haben: gegen UV-Strahlung schützen und den Zustand der Haut verbessern, die Insulinresistenz vermindern und das Thromboserisiko senken.

- **Schutz vor Brustkrebs:** Einige vielversprechende Studien an Zellkulturen und im Tierversuch lassen darauf schließen, dass EGCG das Wachstum von Brustkrebszellen hemmen kann. Einer Meta-Analyse zufolge kann das Trinken von fünf oder mehr Tassen grünem Tee pro Tag das Risiko vermindern, an Brustkrebs zu erkranken. Es wird allerdings betont, dass bisher nur wenige Studien zu diesem Thema durchgeführt wurden – und noch keine mit Granatäpfeln.

- **Neue Ansätze bei multipler Sklerose und Morbus Alzheimer.** Wissenschaftler der Charité in Berlin fanden heraus, dass EGCG bei Autoimmunerkrankungen (wie beispielsweise der multiplen Sklerose) einerseits ein fehlgeleitetes Immunsystem bremsen kann und andererseits auch gleichzeitig die Nervenzellen vor schädlichen Einflüssen des Immunsystems schützt. Sie überprüften die Wirksamkeit der Substanz im Tierversuch und an Zellkulturen.

  Wissenschaftlern gelang an Versuchstieren der Nachweis, dass EGCG im Stande ist, die Produktion eines Stoffes zu vermindern (Beta-Amyloid-Peptide), der als verantwortlich für die Entstehung der typischen Alzheimer-Symptomatik gilt. Diese Substanz führt zur Ausbildung von sogenannten Plaques (schädlichen Ablagerungen) im Gehirn.

Weitere Wirkungen von EGCG

Aus weiteren Studien geht hervor, dass Epigallocatechingallat auch noch folgende Wirkungen hat:

- weniger Infektionen des Gebärmutterhalses (schützender Effekt gegen HPV-Infektionen; HPV = Humanes Papilloma-Virus)
- Reduzierung von Erbgutschäden (DNA-Schäden) in der menschlichen Zelle
- Steigerung und Anregung des Abwehrsystems, Aktivierung von Immunzellen (natürlichen Killerzellen und Lymphozyten)

Aus diesen Studienergebnissen kann man schließen, dass es sich beim EGCG um eine der viel versprechensten, gesundheitsfördernden Substanzen handelt.

Proanthocyanidine

Die Proanthocyanidine sind farblose Bitterstoffe, die zu den Flavanolen gehören. Sie wurden erst in den 1940er Jahren entdeckt. Sie werden oft auch kurz als OPC – oligomere Proanthocyanidine – bezeichnet.

Die OPC gelten als ausgesprochen starke Antioxidanzien und können so ideal vor freien Radikalen (siehe dazu auch Seite 76 ff.) schützen. Unter Laborbedingungen ist ihr antioxidatives Potenzial 18-mal stärker als das von Vitamin C und 40-mal stärker als das von Vitamin E.

Ihre volle Wirkkraft entfalten die OPC besonders in der Kombination mit anderen antioxidativ wirksamen Substanzen:

- OPC aktiviert beispielsweise Vitamin C so, dass es seine antioxidative Wirkkraft verzehnfacht.
- Die Vitamine A und E sind in der Gegenwart von OPC zehnmal so lange aktiv.

Gegen freie Radikale

Im Granatapfel sind die OPC mit wichtigen Vitaminen kombiniert, was ihn zu einem äußerst wirkungsvollen Antioxidans macht.

Wissenschaftliche Studien zur Wirkung von OPC

Es hat sich gezeigt, dass die OPC folgende weitere Wirkungen haben:

- blutverdünnend (sogenannte Thrombozytenaggregationshemmung)
- blutdrucksenkend (durch Hemmung eines bestimmten Enzyms)
- gefäßerweiternd und gefäßschützend
- krebshemmend
- entzündungshemmend

Aus diesem Grund werden Extrakte mit einem hohen OPC-Gehalt sehr gerne mit anderen anitoxidativ wirksamen Extrakten kombiniert, beispielsweise Granatapfelextrakt und OPC-haltiger Traubenkernextrakt.

Die OPC haben eine sehr gute Bioverfügbarkeit (Aufnahme der Substanzen durch den Körper). Außerdem überwinden sie mühelos die sogenannte Blut-Hirn-Schranke und gelangen auf diese Weise in das Gehirn, wo sie ebenfalls ihre Wirkung entfalten.

Reifes Obst

OPC befinden sich in allen reifen Früchten – ein Grund mehr, nur heimisches Obst der jeweiligen Jahreszeit zu kaufen, denn es wird erst dann geerntet, wenn es wirklich reif ist.

OPC kommen in den meisten Pflanzen vor und sind daher auch ein wichtiger Grundbestandteil der menschlichen Ernährung. OPC findet man vor allem in Traubenkernen (Traubenkernmehl), der Schale und dem Laub roter Trauben, in den roten Häutchen von Erdnüssen, in Kokosnüssen, in Äpfeln und Beeren. OPC ist auch in jeder reif vom Baum geernteten Frucht enthalten. Besonders die Schalen und Kerne sowie die Kerngehäuse enthalten hohe Mengen an OPC. Oligomere Proanthocyanidine befinden sich auch in sehr hoher Konzentration in Rotwein.

Wichtig: Anthocyane

Eine weitere Gruppe der Polyphenole, die Anthocyane, geben Blüten und Früchten ihre rote, violette oder blaue Färbung. So sind beispielsweise Anthocyane für die rote Laubfärbung im Herbst mit verantwortlich. Sie sind weit verbreitet im Pflanzenreich, so auch im Granatapfel, aber nicht in Tieren, Wasserpflanzen oder Mikroorganismen zu finden.

Anthocyane werden in der Lebensmittelindustrie zur Färbung von Marmeladen, Süßwaren, Speiseeis und anderen Lebensmitteln eingesetzt.

Die Anthocyane lassen sich in die zuckerfreien Anthocyanidine – Aglykone – und die Anthocyanine – Glykoside – unterteilen. Es sind etwa 250 Anthocyane bekannt. Eine Vorstufe bei der Biosynthese der Anthocyane sind die oben erwähnten oligomeren Proanthocyanidine (OPC).

Gesunde Heidelbeeren

Sie sind reich an sekundären Pflanzenstoffen: Ein hoher Gehalt an Anthocyanen und OPC machen Heidelbeerextrakt und -saft zu einem hervorragenden Antioxidans.

Wirkung und Vorkommen

Anthocyane weisen unter Laborbedingungen eine starke antioxidative Wirkung auf, die die antioxidative Kraft von Vitamin C und Vitamin E weit übersteigen kann. Des Weiteren können Anthocyane freie Radikale binden und helfen so u. a. das Erbgut vor Schäden zu schützen.

Die Bioverfügbarkeit (Aufnahme der Substanzen durch den Körper) mit der normalen Nahrung liegt jedoch nur bei etwa einem Prozent. Aus diesem Grund werden gerne höhere Dosen an anthocyanhaltigen Extrakten in Kombination mit anderen Antioxidanzien in Nahrungsergänzungsmitteln kombiniert. Auf diese Weise erhöhen sich sowohl die vom Körper aufgenommenen Mengen als auch die Wirkung.

Wichtig: Isoflavone

Isoflavone, oft auch als Isoflavonoide bezeichnet, gehören zur Gruppe der Flavonoide. Sie werden ebenfalls zu den sekundären Pflanzenstoffen gerechnet.

Isoflavonoide weisen eine dem Östrogen (einem weiblichen Geschlechtshormon) ähnliche chemische Struktur auf und werden da-

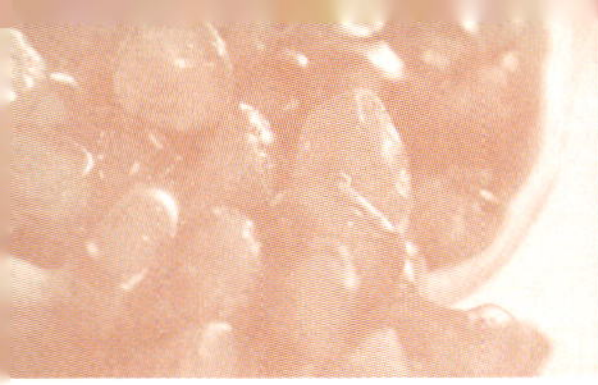

her auch Phytoöstrogene (Pflanzenöstrogene) genannt. Die hormonelle Aktivität der Pflanzenöstrogene ist jedoch im Vergleich zu dem im menschlichen Organismus gebildeten Östrogen um den Faktor 100 bis 1000 geringer.

Wirkung und Vorkommen

Weil Pflanzenöstrogene in ihrer chemischen Struktur Ähnlichkeit mit den weiblichen Sexualhormonen haben, können die mit der Nahrung aufgenommenen Isoflavone an den sogenannten Typ-2-Östrogenrezeptor binden und diesen für körpereigenes Östrogen blockieren. Daher weisen Isoflavone sowohl eine östrogene als auch durch Blockade der Östrogenrezeptoren eine antiöstrogene Wirkung auf.

Es wird diskutiert, dass Phytoöstrogene vor hormonabhängigen Krebsarten, wie Brust-, Gebärmutter- und Prostatakrebs, schützen. Studien, die dazu mit Granatäpfeln durchgeführt wurden, zeigen erste viel versprechende Ergebnisse (siehe dazu »Neueste Studien zum Granatapfel«, ab Seite 97).

Wechseljahre

In Asien ist Soja ein wichtiges Nahrungsmittel. Die darin enthaltenen Pflanzenöstrogene lindern bei Frauen u. a. Wechseljahresbeschwerden.

Isoflavone sind insbesondere in Sojabohnen und den hieraus hergestellten Produkten sowie in zahlreichen Gemüsesorten und Früchten, wie in den Kernen des Granatapfels, Äpfeln, Zwiebeln, Rotklee und Teeblättern enthalten. Die höchsten Konzentrationen befinden sich direkt in oder unter der Schale von Obst und Gemüse bzw. in den Kernen des Granatapfels.

Ballaststoffe

Warum ist nicht nur der Mikronährstoffanteil in unseren Nahrungsmitteln für unseren Organismus so wichtig, sondern auch ihr Ballaststoffgehalt?

Ballaststoffe sind unverdauliche Nahrungsbestandteile, meist Polysaccharide (Mehrfachzucker), die hauptsächlich in pflanzlichen

Nahrungsmitteln vorkommen. Sie können durch die Verdauungsenzyme im Magen-Darm-Trakt nicht aufgespalten werden. Der Körper kann diese Stoffe dann nicht verwerten, sodass sie wieder ausgeschieden werden.

Aus diesem Grund wurden diese Nahrungsbestandteile lange Zeit von den Ernährungswissenschaftlern unter dem eigentlich negativen Begriff »Ballast« zusammengefasst – und so entstand dann der Name »Ballaststoffe«.

Ballaststoff ist nicht gleich Ballaststoff

Man unterscheidet zwischen wasserlöslichen (wie Johannisbrotkernmehl, Guarkernmehl, Pektin und Dextrine) und wasserunlöslichen Ballaststoffen (Zellulose).

Die verschiedenen Lebensmittel enthalten unterschiedliche Arten an Ballaststoffen. Dies sind:

- **Zellulose:** in Getreide, Obst und Gemüse
- **Hemizellulose:** in Vollkorngetreide, Gerste und Hülsenfrüchten
- **Lignin:** in Obstkernen, Gemüse (z. B. die Fäden bei grünen Bohnen) und Getreide
- **Pektin:** in Obst (besonders Äpfel, Quitten) und Gemüse
- **Alginate:** in Algen (AgarAgar, Karrageen)

Sonderfall resistente Stärke

Eine Sonderstellung unter den Ballaststoffen nimmt die resistente Stärke ein. Im Grunde ist Stärke ein wertvoller Energielieferant, also eigentlich kein Ballaststoff. Unter bestimmten Umständen verändert sich jedoch die chemische Struktur der Stärke, indem sie eine derart dichte Struktur annimmt, sodass sie von den Verdauungsenzymen nicht mehr aufgespalten werden kann. Resistente Stärke entsteht beispielsweise, wenn gekochte Kartoffeln abkühlen, oder bei der sogenannten Retrogradation (Altwerden von Brot).

Gesunder Ballast

Ballaststoffe kommen vor allem in (Vollkorn-) Getreide, Obst, Gemüse und Hülsenfrüchten vor.

Resistente Dextrine
Eine weitere klar lösliche Ballaststoffgruppe stellen resistente Dextrine dar, die wesentlich besser verträglich sind als die meisten anderen Ballaststoffe und daher zu einer guten Verdauung bei hohem Ballaststoffgehalt beitragen, ohne die bekannten unangenehmen Nachteile wie Blähungen hervorzurufen.

Der Ballaststoffgehalt der einzelnen Lebensmittel ist sehr verschieden. Der Granatapfel weist beispielsweise ca. zwei Prozent Ballaststoffe auf, vorwiegend Pektin (löslich) und Zellulose (unlöslich). Die unten stehende Tabelle gibt weitere Beispiele.

Positive Wirkung der Ballaststoffe für Magen und Darm

- **Frühere Sättigung**

Ballaststoffe passieren den Magen-Darm-Trakt unverdaut, binden dabei aber Wassermoleküle und quellen dadurch im Magen und im Darm auf. Sie erhöhen auf diese Weise ihr Volumen, nehmen viel Raum ein und sorgen dadurch für eine Verstärkung des Sättigungsgefühls. Ein voller Magen bzw. Darm signalisiert keine Hungergefühle. Hungersignale sendet das Gehirn erst bei sinkendem Blutzuckerspiegel.

Ballaststoffgehalt verzehrfertiger Lebensmittel

(in Gramm Ballaststoffe pro 100 Gramm Lebensmittel)

Vollkornreis	3,7	Parboiled Reis	0,6	Roggenmischbrot	6,0
Weizenbrötchen	3,4	Cornflakes	4,0	Müsli	4,6
Weizenspeisekleie	49,3	Blattsalat	1,8	Champignons	1,9
Kartoffeln	1,9	Karotten	2,9	Rosenkohl	4,4
grüne Erbsen	5,0	weiße Bohnen	7,5	Bananen	2,0
Äpfel, Birnen, Granatapfel	2,3	getrocknete Aprikosen	8,0	getrocknete Feigen	9,6
Walnüsse	4,6	Erdnüsse	7,1	Mandeln	9,8

Verzögerter Blutzuckeranstieg

Eine ballaststoffreiche Ernährung hat einen weiteren Vorteil: Aus solcher Nahrung werden die Kohlenhydrate im Darm verzögert aufgenommen. Durch diese Verzögerung kommt es zu einem langsameren und geringeren Blutzuckeranstieg nach dem Essen. Deshalb wird vor allem Diabetikern empfohlen, sich ballaststoffreich zu ernähren.

Anregung der Darmtätigkeit

Im Darm sorgen Ballaststoffe durch weitere Wasserbindung für eine Zunahme der Stuhlmenge, die auf die Darmwände Druck ausübt und dadurch die Verdauungstätigkeit (Peristaltik) anregt. Auf diese Weise kommt es zu einer schnelleren Passage des Nahrungsbreis durch den Magen-Darm-Trakt, als dies bei ballaststoffarmer Ernährung der Fall ist.

Cholesterinsenker

Lösliche Balaststoffe sind die besten Cholesterinsenker. Sie befinden sich vor allem in Wurzelgemüse und Hülsenfrüchten.

Ernährung der Darmschleimhaut

Die wasserunlöslichen Ballaststoffe werden fast gar nicht verändert und binden hauptsächlich Wasser. Die wasserlöslichen werden dagegen nahezu vollständig im Darm von der Darmflora (gute, für den Organismus nützliche Bakterien) abgebaut. Bei diesem Abbauprozess entstehen kurzkettige Fettsäuren wie Acetat, Propionat und Butyrat, die von der Dickdarmschleimhaut aufgenommen werden und zur Ernährung der Schleimhautzellen des Darmes dienen.

Verbesserung des Fettstoffwechsels und Senkung des Cholesterinspiegels

Ballaststoffe binden auch Mikroorganismen, Cholesterin und Gallensäuren – was sich insgesamt positiv auf den Fettstoffwechsel des Organismus auswirkt. Wenn Ballastoffe Gallensäuren an sich gebunden haben, hindern sie auf diese Weise einige fettaufspaltende Enzyme an der Arbeit, sodass sich die Fettaufnahme aus dem

Darm ins Blut reduziert. Darüber hinaus bewirkt eine große Menge an Ballaststoffen im Nahrungsbrei eine Verdünnung der darin befindlichen Fette. Dadurch kommen weniger Fette mit der Darmschleimhaut in Kontakt und so werden insgesamt weniger Fette aufgenommen.

Mögliche Nachteile von Ballaststoffen

- Ballaststoffe können Blähungen verursachen, vor allem wenn man seinen Speiseplan auf ballaststoffreichere Kost umstellt, die man bisher nicht gewohnt war. Wer seine Ernährung von einer ballaststoffarmen auf eine ballaststoffreichere Kost umstellen möchte, sollte daher die Menge der zugeführten Ballaststoffe nur ganz allmählich steigern.
- Kleine Kinder und ältere Menschen vertragen häufig keine Kost, die viele unlösliche Ballaststoffe enthält.

Achtung, viel trinken!

Ballaststoffe können bis zum 100fachen ihres Eigengewichts an Wasser binden! Daher muss man sehr viel trinken, wenn man sich ballaststoffreich ernährt.

Ballaststoffe zur Krankheitsvorbeugung

Die Annahme, dass eine ballaststoffreiche Kost gesund ist, wurde vor allem durch eine Studie aus den 1970er Jahren ausgelöst, die ergab, dass Afrikaner, die sich ballaststoffreich ernähren, seltener an »Zivilisationskrankheiten« erkranken als Europäer und Amerikaner unter ballaststoffarmer Kost. Wegen methodischer Mängel gilt diese Studie heute allerdings nicht mehr als ein sicherer Beweis für die seinerzeit daraus abgeleitete »Ballaststoff-Hypothese«.

Auch nachfolgende Untersuchungen ergaben hier noch widersprüchliche Ergebnisse. Dennoch sprechen einige Hinweise dafür, dass ballaststoffreiche Kost einen positiven Einfluss auf die Gesundheit hat und der Entstehung verschiedener Erkrankungen entgegenwirkt.

Frisches Obst ist ein idealer Ballaststofflieferant, schmeckt gut und macht Sie fit und vital bis ins hohe Alter!

Der positive Einfluss einer ballaststoffreichen Kost wird zurzeit für folgende Erkrankungen diskutiert:

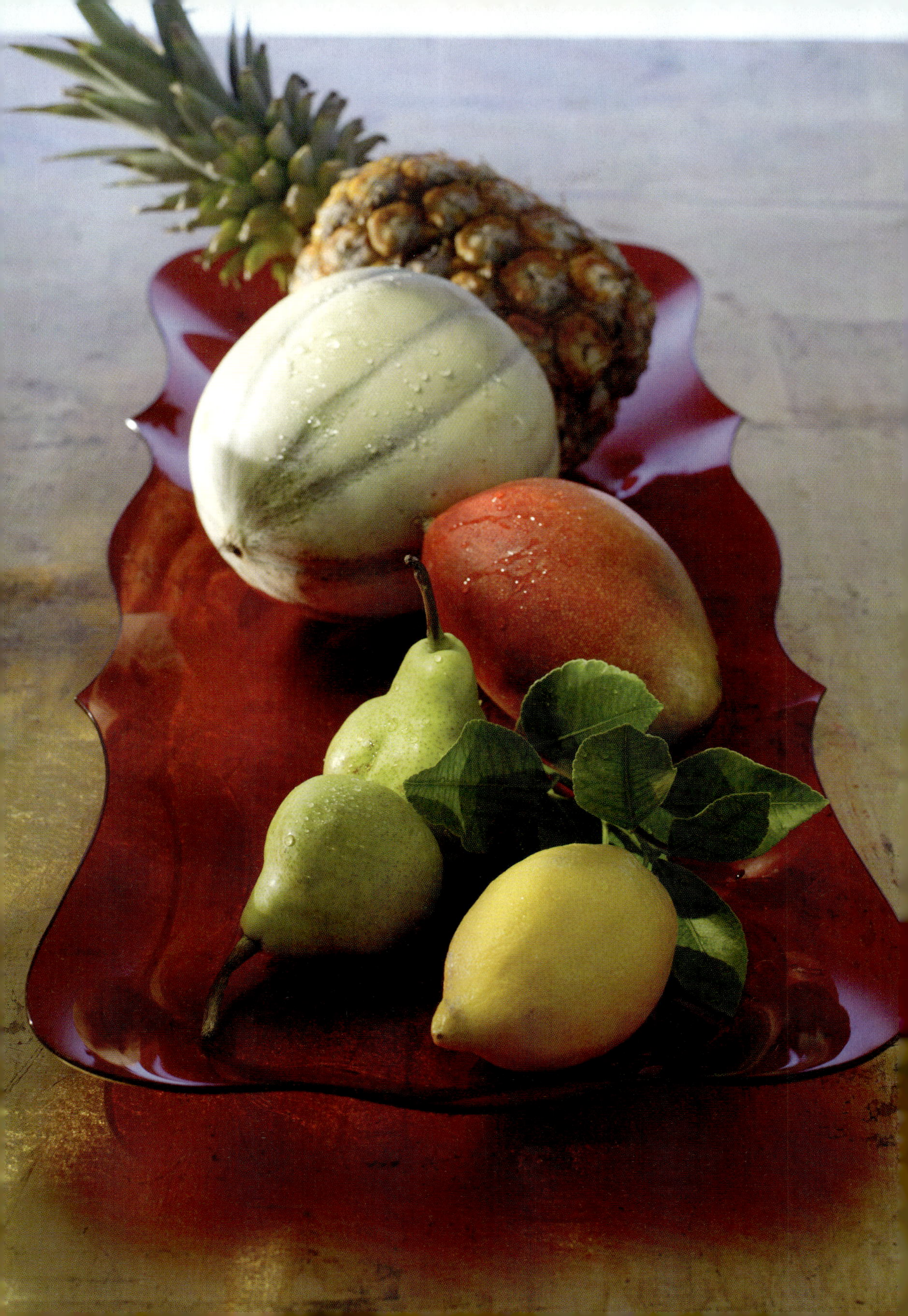

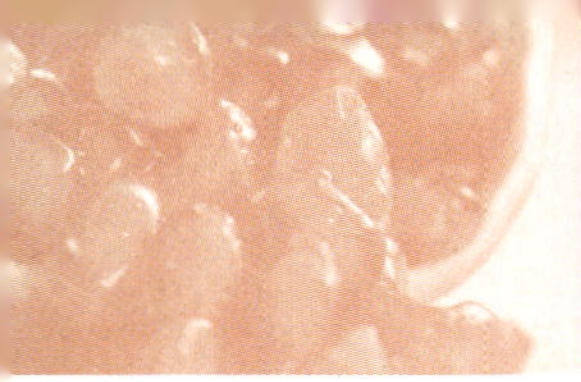

Zahnkaries

Weil ballaststoffreiche Nahrungsmittel gründlich gekaut werden müssen, wird der Speichelfluss erhöht. Der Speichel umspült die Zähne und neutralisiert durch seinen pH-Wert die Säuren, die den Zahnschmelz beschädigen. Eine erhöhte Speichelmenge unterstützt somit die Kariesprophylaxe. Besonders wichtig: Das im Speichel enthaltene Kalziumphosphat kann die durch die Säuren herausgelösten Mineralstoffe ersetzen (sogenannte Remineralisation). Aus dem gleichen Grund ist das Kauen von zuckerfreiem Kaugummi so gut gegen Karies.

Von Vorteil ist auch, dass faser- und ballaststoffreiche Lebensmittel (besonders Getreide) höher aufgebaute Kohlenhydrate enthalten, deren enzymatische Spaltung durch den Speichel länger dauert und daher im Mund weniger Zuckerstoffe für Bakterien zur Verfügung stehen.

Gallensteine

Es gibt Hinweise darauf, dass eine ballaststoffreiche Kost das Risiko reduziert, cholesterinhaltige Gallensteine zu bekommen. Dies könnte über einen ähnlichen Mechanismus geschehen wie bei der koronaren Herzkrankheit.

Koronare Herzkrankheit

Mehrere Studien belegen, dass eine ballaststoffreiche Kost das Erkrankungsrisiko der koronaren Herzkrankheit (KHK, Verengung der das Herz versorgenden Gefäße) senkt und somit das Risiko, einen Herzinfarkt zu erleiden. Ein möglicher Grund hierfür könnte der cholesterinsenkende Effekt der Ballaststoffe sein. Dieser wiederum kommt dadurch zustande, dass Ballaststoffe die Gallensäuren im Darm binden und die Gallensäureausscheidung im Stuhl erhöhen, was zu einem gesteigerten Gallensäureumsatz führt, der wiederum einen erhöhten Cholesterinverbrauch zur Folge hat.

Divertikulose/Divertikulitis

Divertikel sind sackartige Ausstülpungen der Darmschleimhaut, die angeboren sind oder im Lauf des Lebens entstehen. Sie können Erbsen- bis Kirschgröße erreichen und kommen meist in größerer Zahl vor. In diesen Schleimhautausstülpungen können sich Bakterien und Stuhlreste ansammeln und unter Umständen zu schmerzhaften Entzündungen führen. Dann spricht man von Divertikulitis.

Als gesichert gilt, dass eine ballaststoffarme Kost das Auftreten der Divertikulose (das Vorhandensein von Divertikeln) und deren entzündlicher Form, der Divertikulitis, begünstigt. Außerdem ist bekannt, dass die Divertikulose durch ballaststoffreiche Kost behandelt werden kann. Patienten mit einer Langzeiteinnahme von Weizenkleie (Ballaststoff) litten signifikant seltener unter Divertikeln bzw. einer Divertikulitis als die Vergleichsgruppe, die keine Ballaststoffe zu sich genommen hatte.

Darmkrebs

Heute geht man in der Wissenschaft davon aus, dass das Risiko für ein sogenanntes kolorectales Karzinom (Darmkrebs) vor allem von der Ernährungsweise abhängig ist. Es ist jedoch leider noch unklar, welche Ernährungsbestandteile bzw. welches Ernährungsverhalten hierfür verantwortlich sind.

Man vermutet, dass die Beschleunigung der Darmpassage durch ballaststoffreiche Kost dazu führt, dass potenziell krebserregende Stoffe im Nahrungsbrei nur kurz auf die Darmwand einwirken und dass dadurch das Krebsrisiko sinkt. Außerdem scheinen die kurzkettigen Fettsäuren, die beim Abbau der Ballaststoffe durch Bakterien entstehen, einen positiven und schützenden Effekt auf die Zellen der Darmwand zu haben.

Noch nicht bewiesen

Alle Hypothesen zur Wirkungsweise der Ballaststoffe beim Schutz vor Darmkrebs sind derzeit noch nicht eindeutig bewiesen. Die Studienlage ist hierzu noch widersprüchlich.

Aktuelle Empfehlungen zur Ballaststoffaufnahme

Pro Tag empfiehlt die Deutsche Gesellschaft für Ernährung (DGE), mindestens 30 Gramm Ballaststoffe zu sich zu nehmen – am besten über Vollkornprodukte, Gemüse, frisches oder getrocknetes Obst und Nüsse. Auf eine gleichzeitige ausreichende und möglichst kalorienarme Flüssigkeitszufuhr sollte man unbedingt achten!

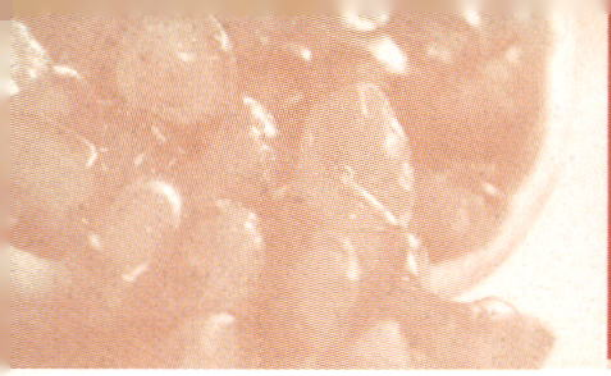

Warum brauchen wir Mikronährstoffe?

Natürliche und künstliche Umweltbelastungen stellen eine besondere Gefahr für die Gesundheit dar. Denn auf verschiedenen Reaktionswegen führen alle diese Umweltstressoren zur Bildung sogenannter freier Radikale, die ausgedehnte Zellschäden zur Folge haben können.

Natürliche Umweltfaktoren mit gesundheitsgefährdendem Potenzial

- Die Belastung der Haut durch ultraviolette Strahlung (UV-Strahlung) nimmt durch die Verminderung der schützenden Ozonschicht der Atmosphäre und den Ferntourismus (häufige Sonnenbäder) immer weiter zu.
- Die kosmische Höhenstrahlung führt bei Flugzeugbesatzungen und Vielfliegern auf Langstrecken zu einer ähnlichen Strahlenbelastung wie bei Beschäftigten in Kernkraftwerken. Auch im Hochgebirge herrscht eine hohe Strahlenbelastung.

Künstliche Umweltfaktoren mit gesundheitsgefährdendem Potenzial

- Hierzu zählen Umweltbelastungen durch Auto- und Industrieabgase, Ozon und Elektrosmog.
- Des Weiteren stellen Pestizide, Herbizide, Dioxine, Holzschutzmittel (Lindan, PCP, PCB etc.), Formaldehyd (in Möbeln, Verkleidungen, Bodenbelägen, Tabakrauch, Textilien), Asbest, Benzol (in Farben, Lacken, Klebemitteln, Autoabgasen) sowie Schwermetalle (wie Arsen, Blei, Cadmium, Kupfer, Nickel, Platin, Quecksilber) eine Gefahr für die Gesundheit dar.

Granatäpfel in Kapselform: Sie enthalten weitere Pflanzenextrakte, die Ihnen noch mehr gesunde Biostoffe für Ihre Gesundheit liefern.

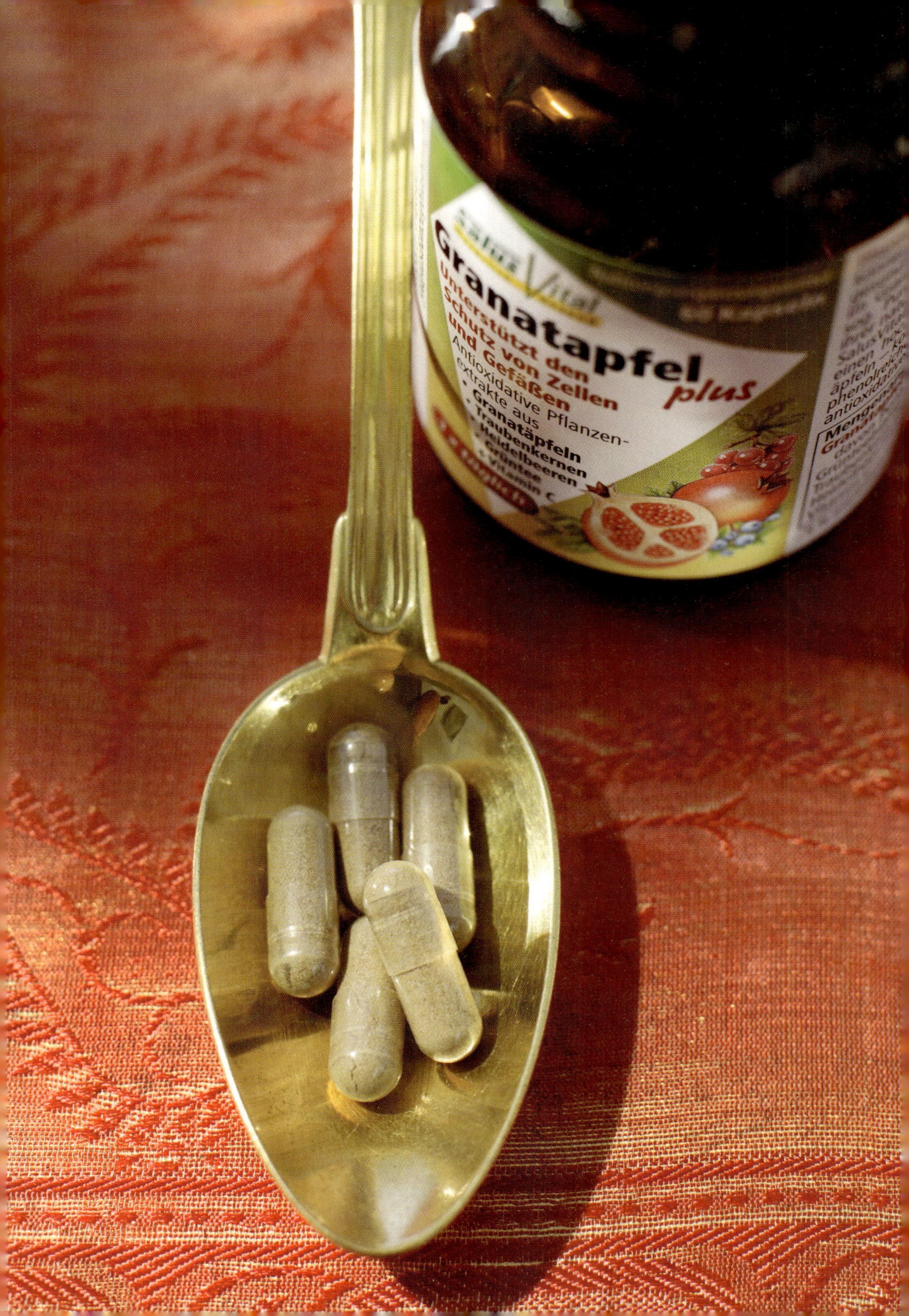
Granatapfel
plus
Unterstützt den
Schutz von Zellen
und Gefäßen
Antioxidative Pflanzen-
extrakte aus
• Granatäpfeln
• Traubenkernen
• Heidelbeeren
• Grüntee

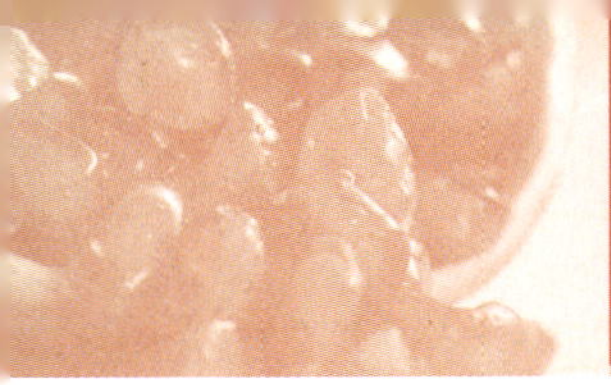

Was sind freie Radikale?

Freie Radikale sind chemische Nebenprodukte, die ständig in unserer Umwelt und in jeder Zelle des menschlichen Körpers entstehen. Sie sind hochreaktive, sehr aggressive chemische (Sauerstoff-) Moleküle oder organische Verbindungen, die Sauerstoff enthalten, wie beispielsweise Superoxid, Hyperoxid oder Hydroxyl.

Diese Sauerstoffverbindungen besitzen ein reaktionsfreudiges Elektron und sind daher bestrebt, einem anderen Atom oder Molekül Elektronen zu entreißen. Sie reagieren also mit chemischen Strukturen des Körpers, verändern diese und bilden dabei neue Radikale, die wiederum anderen Substanzen ebenfalls Elektronen entreißen. In der Folge kommt es in einer Kettenrektion zur stetigen Vermehrung der freien Radikale im Körper. Dabei werden chemische Strukturen manchmal so stark verändert, dass sie ihre ursprüngliche Form und damit auch ihre Funktion verlieren.

Besser geschützt

Den freien Radikalen kann man kaum entgehen. Aber man kann die Abwehrmechanismen seines Körpers gegen diese aggressiven Stoffe durch die richtige Ernährung erheblich verbessern.

Infolge dieser Kettenreaktion entsteht der sogenannte oxidative Stress.

Ursachen für oxidativen Stress

Freie Radikale, also oxidativer Stress, werden u. a. ausgelöst durch:

- **Rauchen:** Die Substanzen, die mit einem einzigen Zug aus einer Zigarette eingeatmet werden, bilden im Körper und in den Zellen so viele freie Radikale, dass der Organismus nicht mehr in der Lage ist, den oxidativen Stress vollständig zu neutralisieren. So kommt es zwangsläufig zu Zell- und Strukturschäden, die sich im Lauf der Jahre bemerkbar machen – beispielsweise in Form von Hautalterung oder Krebs.
- **UV-Strahlung:** beispielsweise durch direktes Sonnenlicht oder im Solarium
- **ionisierende Strahlen**
- **extreme körperliche Arbeit**

- **Leistungs- und Hochleistungssport**
- **Schadstoffe in der Umwelt:** beispielsweise Benzol, Schwermetalle etc.
- **Alter**

Folgen des oxidativen Stresses

Freie Radikale bzw. oxidativer Stress schädigen folgende Strukturen im menschlichen Körper:

- **Proteine** und damit eiweißreiche Zellstrukturen, Zellwände, Enzyme, Hormone, Transportproteine etc.
- **Fettsäuren:** Freie Radikale stören und zerstören die Blutfette und beeinflussen die Blutfettwerte negativ, stören die Hormonbildung und schädigen die Zellwände.
- **Kohlenhydrate:** So beeinflussen die freien Radikale den Zuckerstoffwechsel, die Blutzuckerwerte und den Energiestoffwechsel ungünstig.
- **Kollagen:** Indem die freien Radikale das Kollagen angreifen, schädigen sie das Bindegewebe und die Hautstrukturen.
- **Elastin:** Es gehört zu den Strukturproteinen, weil es in seiner Funktion für Formgebung und Halt verantwortlich ist. Kollagen und Elastin bilden im Bindegewebe wie in den Sehnen und Bändern ein faseriges Grundgerüst, dass dann durch freie Radikale zerstört werden kann.
- **Mukopolysaccharide:** Diese Substanzen spielen bei der Bildung des Bindegewebes eine maßgebliche Rolle – und können zerstört werden.
- **Lipide:** Aus ihnen werden die Zellwände und andere Organellen wie Mitochondrien (die Kraftwerke unserer Zellen) gebaut.
- **Blutgefäße**
- **Eiweiß- und Fettstrukturen:** So entstehen vermehrt Stoffe, die in ihrer Kombination als das »Alterspigment« Lipofuscin bekannt geworden sind.

Schädlicher Rauch

Durch Rauchen entstehen viele freie Radikale, die dann vor allem auch in der Haut ihre Zerstörungswut entfalten – was dann leider auch oft zu sehen ist!

● **Zellkern und die Erbinformation (DNS):** Das Ergebnis dieser Schädigungen sind beispielsweise kleine punktuelle Veränderungen im Erbgut (Punktmutationen) und Enzymstörungen, die in der Konsequenz zu erheblichen Störungen der Zellfunktionen und damit zu gravierenden Störungen der Stoffwechselprozesse führen.

DNS

Unsere Erbinformationen sind in den Zellkernen mit Hilfe der sogenannten DNS (engl.: DNA) gespeichert. DNS ist die Abkürzung von Desoxyribonukleinsäure.

Freie Radikale und das Altern

Freie Radikale werden auch für das Altern unseres Körpers verantwortlich gemacht. Gestützt wird diese »Radikale-Theorie« dadurch, dass langlebige Organismen einen deutlich niedrigeren Energieverbrauch haben als kurzlebige. Je höher der Energieverbrauch eines Stoffwechsels ist, also je mehr Stoffwechselaktivität stattfindet, umso größer ist natürlich die Gefahr der Bildung freier Radikale. Tiere mit einer kurzen Lebenszeit haben in der Regel einen intensi-

Krank machende freie Radikale

Freie Radikale bzw. oxidativer Stress erhöhen das Risiko u. a. für folgende Erkrankungen:

- Arteriosklerose und koronare Herzerkrankung
- Krebs
- rheumatische Erkrankungen
- Herzinfarkt, Schlaganfall
- Entzündungen sowie Störungen des Immunsystems
- grauer Star (Katarakt)
- Diabetes mellitus Typ 2 (»Altersdiabetes«, Zuckerkrankheit)
- Morbus Alzheimer, Morbus Parkinson
- Zahnfleischentzündung (Parodontitis)
- Autoimmunerkrankungen
- Alterungsprozesse

veren Stoffwechsel: Vögel beispielsweise weisen vierfach höhere Stoffwechselumsätze auf als Menschen, d.h., diese Tiere verbrauchen mehr Energie bei einer wesentlich kürzeren Lebenserwartung. Meeresschildkröten, die wohl dank ihres geringen Stoffwechselpotenzials Hunderte von Jahren alt werden können, scheinen die Regel zu bestätigen.

Durch die freien Radikale können wir also erhebliche Schäden erleiden. Am Anfang sind sie noch gering und überschaubar und der Körper ist in der Lage, sie dauerhaft zu reparieren. Doch irgendwann kann der Organismus das Tempo nicht mehr mithalten. In den letzten Lebensjahren setzt dann ein Schneeballeffekt ein, in der sich die freien Radikale nahezu ungehindert ausbreiten. Am Ende überwiegen die zerstörerischen Stoffechselprozesse im Vergleich zur Reparaturtätigkeit.

Daher ist es so wichtig, den Körper schon frühzeitig im Sinn der Prävention großzügig mit Antioxidanzien – die gegen die freien Radikale ankämpfen bzw. sie abfangen – zu unterstützen. Eine ausgewogene Ernährung, die reich an Obst, Gemüse und Vollkorngetreide ist, leistet hier einen wertvollen Beitrag. Unbedingt mit auf den Speiseplan gehören daher auch der Granatapfel und alle seine Produkte.

Kampfansage!

Mit einer gesunden Lebensführung, viel Bewegung, reichlich Entspannung, ausgewogener, naturbelassener Ernährung und dem regelmäßgien Verzehr von Granatäpfeln und/oder ihren Produkten können Sie den freien Radikalen Einhalt gebieten.

Rolle der freien Radikale bei der Entstehung von Erkrankungen

In jüngerer Zeit wird der Einfluss z. B. reaktiver Sauerstoffspezies (engl.: ROS) auf die Entstehung von oxidativem Stress insbesondere im Hinblick auf Erkrankungen wie Morbus Parkinson oder Morbus Alzheimer untersucht.

In diesem Zusammenhang weisen viele Studien vor allem bei der Parkinson-Erkrankung, die durch den Untergang bestimmter Nervenzellen im Gehirn gekennzeichnet ist, auf ein Überhandnehmen freier Sauerstoffradikale. Durch oxidativen Stress werden bestimmte im Gehirn vorkommende Eiweiße so beschädigt, dass es zum Untergang spezieller Nervenzellen kommt.

Auch einige Herz-Kreislauf-Erkrankungen wie z. B. die Arteriosklerose oder die koronare Herzkrankheit (KHK, Verengung der Herzkranzgefäße) können durch oxidativen Stress mitbedingt sein, da die Oxidation des »schlechten« Cholesterins (LDL-Cholesterin) in der Gefäßinnenwand als eine Hauptursache und Vorstufe von arteriosklerotischen Ablagerungen in der Gefäßwand angesehen wird, die letztendlich zu einer Gefäßverengung führen.

Positive Wirkungen der freien Radikale

Freie Radikale sind jedoch nicht nur schädliche Stoffwechselprodukte. Sie haben auch ihre guten Seiten:

- Sie dienen der Immunabwehr, denn Leukozyten (weiße Blutkörperchen) und Makrophagen (Fresszellen) machen sich die Wirkung der Radikale zunutze, indem sie mit ihrer Hilfe Bakterien zerstören.
- Eine andere wichtige Rolle spielen die freien Radikale wahrscheinlich bei der Apoptose – dem programmierten Zelltod. Dieser ist wichtig für die körpereigene Unterdrückung von Krebserkrankungen. Im gesunden Körper hat jede Zelle eine bestimmte, begrenzte Lebensdauer. Bei Krebszellen ist diese Lebenszeit sowie auch das Wachstum und die Vermehrungsfähigkeit der Krebszelle teilweise krankhaft verändert bzw. gesteigert.

Gut und böse

Unser Organismus benötigt die freien Radikale zur Zerstörung von Keimen und Krebszellen. Ein Zuviel an freien Radikalen macht uns allerdings krank und lässt uns vorzeitig altern.

Wie können Sie sich vor freien Radikalen schützen?

Die Behandlung des oxidativen Stresses stützt sich auf die folgenden Pfeiler:

- Sekundärprävention: Reduktion der individuellen, bereits genannten Risikofaktoren (siehe Seite 76 f.)

- orthomolekulare Therapie: Vitalstofftherapie und gesunde, ausgewogene Ernährung

Schutzsysteme des Körpers und sinnvolle Therapie mit Vitalstoffen

Da die freien Radikale aggressiv und zerstörerisch wirken, müssen sie einer strengen Kontrolle durch den körpereigenen Stoffwechsel unterliegen. Der Körper verfügt dafür über mehrere verschiedene Schutzsysteme.
Primärer antioxidativer Schutz:

- Scavenger-Enzymsysteme
- Glutathion-System
- Antioxidanzien

Sekundärer antioxidativer Schutz:

- Protein(Eiweiß)-, Zellwand- und DNS-Reparaturmechanismen (zur Beseitigung oder Wiederherstellung von oxidierten, nicht mehr funktionierenden Bestandteilen der Zelle)

Die antioxidativen Schutzsysteme kann man zudem nach körpereigenen (Enzymsysteme) und nach ernährungsbedingten Schutzfaktoren (Vitamine, sekundäre Pflanzenstoffe ect.) einteilen.

Schlau!
Unser Organismus hat sich einige sehr ausgeklügelte Mechanismen »ausgedacht«, um ein Überhandnehmen der freien Radikale zu verhindern.

Die Scavenger-Enzymsysteme

Jede Zelle schützt sich vor der Schädigung ihrer Strukturen durch freie Radikale mit einem zelleigenen Radikalefängersystem. Die Kombination der zelleigenen Schutzsysteme mit antioxidativen Vitalstoffen aus der Nahrung ermöglicht es dem menschliche Körper, die freien Radikale, die während der normalen, täglichen Stoffwechselaktivität entstehen, zu neutralisieren. Der gefährliche Teufelskreis einer Radikale-Kettenreaktion wird somit normalerweise verhindert.

Unter dem Oberbegriff »Scavenger-Enzymsysteme« werden einige wichtige körpereigene Enzyme zusammengefasst. Die antioxidative Funktion dieser Scavenger-Enzyme ist jedoch gleichzeitig von verschiedenen Spurenelementen abhängig. Besonders hervorzuheben sind hierbei Selen, Zink, Eisen, Kupfer und Mangan. Es wird wieder deutlich, wie groß die Bedeutung einer ausreichenden Versorgung mit Mikronährstoffen ist. Und hierbei kann der regelmäßige Verzehr von Granatäpfeln eine wertvolle Hilfe darstellen.

Das Glutathion-System

Das Glutathion besteht aus den Aminosäuren Glutamin, Glycin und Cystein. Es ist die chemische Hauptstruktur im enzymatischen Glutathion-System, dem wichtigsten zellulären antioxidativen System der wässrigen Phase, also der wasserhaltigen Zellelemente.

Bleichmittel

Dass Wasserstoffperoxid eine aggressive Substanz ist, ist bekannt: Damit werden beispielsweise Haare gebleicht.

- Das Glutathion-System hat die Aufgabe, aggressive und für den menschlichen Organismus schädliche Sauerstoffverbindungen wie beispielsweise Wasserstoffperoxid zu neutralisieren. So schützt es Zellen, Zellkernmaterial wie DNS (unser Erbgut), Fette, Zellwände und Mitochondrien (die kleinen Energiekraftwerke der Zellen) vor der Zerstörung.
- Bei der Neutralisation der freien Radikale wird Glutathion selbst verbraucht. Aber ein spezifisches Enzymsystem, die Glutathion-Reduktase, regeneriert es anschließend wieder. So recycelt der Körper sein Schutzsystem ständig von alleine. Das Verhältnis von einsatzfähigem Glutathion und schon verbrauchtem Glutathion spiegelt daher sehr gut den oxidativen Stress der Zelle bzw. des ganzen Körpers wider.
- Weitere Aufgaben des Glutathions sind die zelluläre Entgiftung von Umweltschadstoffen und Medikamenten sowie eine stärkende Funktion auf das Immunsystem. Eine verminderte Immunabwehr, die im gesunden Zustand wichtig für die Zerstörung beispielsweise

von Viren und Tumorzellen ist, kann auf einen Mangel der zellulären Glutathion-Konzentration hinweisen.

Antioxidanzien aus der Ernährung

Als Antioxidanzien werden alle Vitalstoffe bezeichnet, die in der Lage sind, die freien Radikale irgendwie zu binden, zu neutralisieren und somit deren schädigende Einflüsse zu verhindern. Antioxidanzien kommen aus verschiedenen Stoffgruppen, sie können also Vitamine, Spurenelemente, Mineralien und sekundäre Pflanzenstoffe sein. Da der Granatapfel eine Vielzahl dieser verschiedenen Substanzen enthält, ist er geradezu eine ideale Waffe gegen die aggressiven freien Radikale.

Neben den Scavenger-Enzymen spielen vor allem die antioxidativen Vitalstoffe wie die Vitamine A, C und E, Beta-Carotin und andere Carotinoide sowie zahlreiche sekundäre Pflanzenstoffe wie beispielsweise Flavonoide, Indole und Lignane eine wesentliche Rolle bei der Neutralisation freier Radikale:

- Vitamin A, Beta-Carotin und weitere Carotinoide können beispielsweise die Auflösung von Zellstrukturen, die für die Kommunikation und damit auch die Wachstumskontrolle der Zellen von großer Bedeutung sind, behindern.

Gemeinsam stärker

Antioxidanzien wirken einzeln, aber im Verbund sind sie eine wirklich schlagkräftige Truppe gegen freie Radikale.

Ernährungsbedingte antioxidative Schutzfaktoren

Vitamine	Vitamin E, Vitamin A, Beta-Carotin, Lycopin, Vitamin C
Spurenelemente	Selen, Zink, Kupfer, Mangan
sekundäre Pflanzenstoffe	Capsaicin, Indole, Isothiocyanate, Flavonoide, Furfurole, Lignane, Monoterpene, Phytate, Polyphenole, organische Sulfide u.v.a.
Aminosäuren	Methionin, Cystein
weitere Vitalstoffe	Coenzym Q10, Alpha-Liponsäure, Carnitin, Melatonin u. v. a.

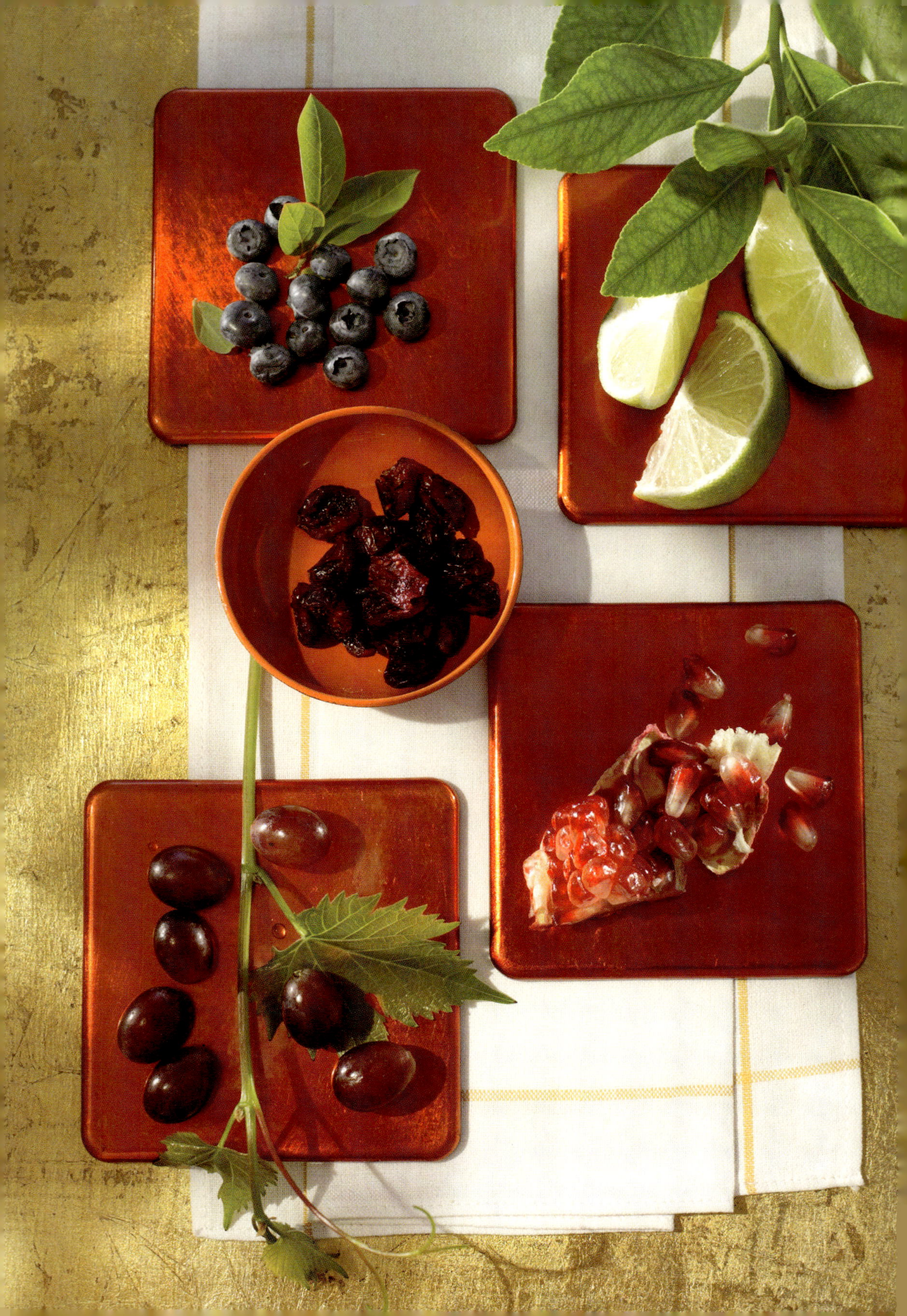

- Das fettlösliche Vitamin E wirkt vor allem in der Zellmembran. Dort schützt es die Fette der Zellwand und die Zellwandproteine vor der Strukturveränderung durch freie Radikale. Dabei wird Vitamin E selbst oxidiert und danach mit Hilfe eines anderen antioxidativen Stoffes, Coenzym Q10, regeneriert. Dieses oxidierte Coenzym Q10 wird anschließend durch Alpha-Dehydroliponsäure ebenfalls wieder regeneriert.
- Das wasserlösliche Vitamin C wirkt innerhalb und außerhalb der Zelle im wässrigen Milieu als Radikalefänger. Vitamin E und Vitamin C sind in der Zelle echte »Team-Player«, denn Vitamin C hilft, verbrauchtes, also oxidiertes Vitamin E wieder zu regenerieren.
- Die Vitamine des B-Komplexes wirken vor allem als Coenzyme. Das bedeutet, dass sie die Wirkung bestimmter Enzyme unterstützen oder anregen. B-Vitamine haben wichtige Funktionen im Abwehrsystem. Außerdem sind sie am Stoffwechsel von Eiweiß, Aminosäuren, Fetten und Kohlenhydraten beteiligt. Bei einigen Vitaminen des B-Komplexes vermutet man heute auch eine antioxidative Wirkung.
- Die Aminosäuren Methionin und Cystein haben antioxidative Fähigkeiten. Cystein ist z. B. ein wichtiger Baustein des Glutathions (siehe »Das Glutathion-System«, Seite 82 f.).
- Weitere Vitalstoffe mit antioxidativer Wirkung sind Alpha-Liponsäure, Coenzym Q10, Carnitin, Melatonin und eine Reihe anderer Substanzen.

Die Funktion des antioxidativen Schutzsystems des Organismus ist demnach direkt von einer ausreichenden Nahrungszufuhr mit Vitaminen, Spurenelementen und antioxidativ wirkenden sekundären Pflanzenstoffen abhängig. Eine dauerhaft unzureichende Zufuhr dieser Vitalstoffe führt zu einer Reduzierung der zellulären antioxidativen Schutzsysteme und damit wahrscheinlich auch zu einem erhöhten Alterungs- und Krebsrisiko.

Kleine Powerpakete, die reich an antioxidativen Schutzstoffen sind: Granatäpfel, Limonen, Weintrauben, Cranberrys und Heidelbeeren.

Was der Granatapfel alles zu bieten hat

Der Granatapfel und seine Produkte verfügen über eine große Menge an lebenswichtigen Vitaminen, Mineralien, Spurenelementen, Fettsäuren und sekundären Pflanzenstoffen. Außerdem ist auch der Ballaststoffgehalt der Granatapfelfrucht recht hoch.

Viele antioxidativ wirkende Vitamine im Granatapfel ergänzen sich optimal mit den entsprechenden Mineralien und Spurenelementen und machen den Granatapfel zu einer gesundheitlich äußerst attraktiven Frucht.

Am meisten beeindruckt allerdings der enorme Gehalt an hochwirksamen bioaktiven Substanzen, die dem Granatapfel seine einzigartige antioxidative Kraft verleihen.

Muttersaft

Den sogenannten Granatapfelmuttersaft erhalten Sie in Reformhäusern – er hilft Ihnen, länger fit und jung zu bleiben.

Der Granatapfel als Antioxidans

Die Fruchtschalen enthalten rund 25 Prozent Ellagitannine (siehe dazu auch Seite 58), die bei schonender Herstellung in den sogenannten Muttersaft übergehen. Wodurch also auch Granatapfelsäfte bzw. -konzentrate, wenn sie durch die richtigen Herstellungsverfahren gewonnen wurden, einen sehr hohen Gehalt an Ellagitanninen aufweisen.

Wenn man regelmäßig Granatapfelsaft zu sich nimmt, können die Ellagitannine dann ihre oxidationshemmende Wirkung entfalten und empfindliche Zellstrukturen vor einer oxidativen Beschädigung schützen – und auf diese Weise auch vor Alterungsprozessen. Die Beobachtung bzw. die Erfahrung der Chinesen, mit dem Granatapfel zur Langlebigkeit beizutragen, kann daher aus molekularbiologischer Sicht bestätigt werden.

Gegen das Altern

Zudem fanden Forscher heraus, dass die Ellagitannine zwei entscheidende Enzymsysteme im menschlichen Körper beeinflussen: die Cyclooxygenasen und die Lipooxygenasen. Diese Enzymsysteme lassen im Organismus entzündungsfördernde Botenstoffe (Prostaglandine) entstehen. Unter bestimmten Bedingungen – vor allem mit zunehmendem Alter – können sich die durch Prostaglandine ausgelösten Entzündungsreaktionen überwiegend gegen den Organismus selbst richten. So weiß man heute, dass viele Alterungsprozesse und zahlreiche Erkrankungen des Alters von chronischen Entzündungsprozessen und oxidativen Schäden mit verursacht werden.

Wie alt?
Der Zustand unserer Gefäße und der unseres Bindegewebes zeigt unser wahres Alter an.

Beispiele hierfür sind :

- Arteriosklerose mit der Gefahr von Herz- und Hirninfarkten
- einige Demenzformen wie z. B. die vom Alzheimer-Typ
- schmerzhafte Bindegewebeerkrankungen an den Gelenken (z. B. Rheuma, Arthritis, Arthrose), an Sehnen und Muskeln
- Schäden an Nervenstrukturen (Neuropathien)
- obstruktive (»verengende«) chronische Lungenerkrankungen

Am Anfang der Erforschung des Alterns war man sich einig: »Der Mensch ist so alt wie seine Gefäße.« Das bedeutet, verkalkte Gefäßwände bzw. arteriosklerotische Plaques und Ablagerungen, die den Durchfluss des Blutes behindern, stehen für einen vorangeschrittenen Alterungsprozess.

Inzwischen weiß man, dass das nur ein Teil der Wahrheit ist. Man geht heute einen Schritt weiter und bezieht ein weiteres Gewebe mit ein: das Bindegewebe. Alterungsprozesse im Bindegewebe, die vor allem durch entzündliche, antioxidative Stoffwechselprozesse ausgelöst werden, können durchaus ein Gradmesser für das tatsächliche biologische Alter sein.

Daraus kann man schließen, dass antioxidative Substanzen, wie sie z. B. in hoher Wirksamkeit im Granatapfelsaft vorkommen, dazu beitragen können, Entzündungs- bzw. Alterungsprozesse zu verlangsamen und teilweise zu verhindern.

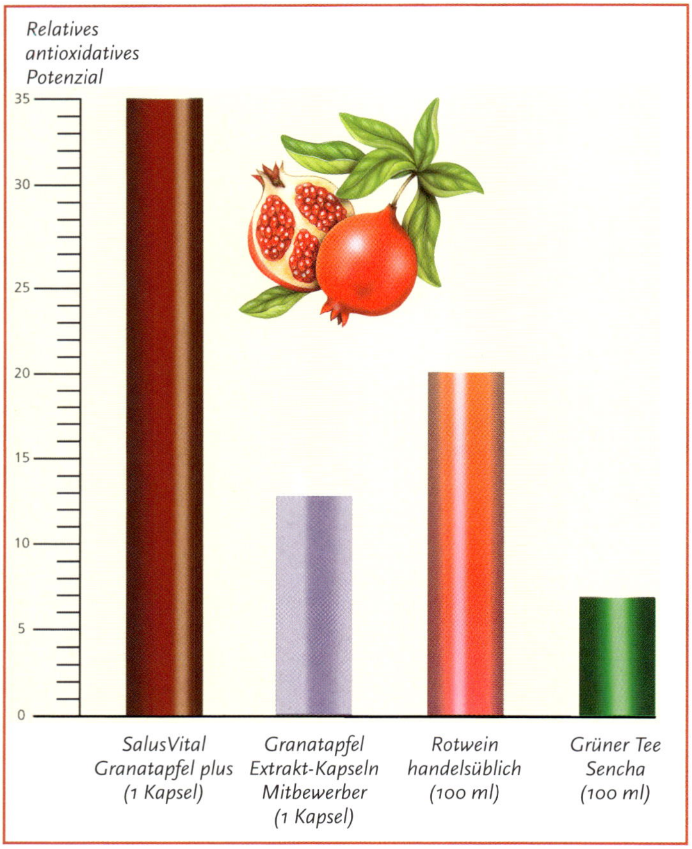

Bisher ging man davon aus, dass Rotwein mit seinem Resveratrol-Gehalt und grüner Tee mit seinem hohen Gehalt an Catechinen die wirksamsten Stoffe gegen Oxidationsschäden enthalten. Doch neueste Forschungsergebnisse, die im anerkannten Magazin »Journal of Ethnopharmacology« veröffentlicht wurden, haben Folgendes ergeben:

- Der Granatapfel hemmt in viel stärkerem Maß die Oxidationsprozesse im Organismus als Rotwein!

Rotwein in Maßen ist gesund – aber die antioxidative Kraft des Granatapfels ist weitaus höher als die des Rotweins.

Demnach neutralisiert der Granatapfel im Durchschnitt dreimal mehr freie Radikale im TEAC-Test als grüner Tee und Rotwein. Bestimmte chemische Gruppen freier Radikale werden durch die Inhaltsstoffe des Granatapfelsafts sogar zehnmal effektiver neutralisiert als von grünem Tee oder Rotwein. Diese Ergebnisse erregten weltweit große Aufmerksamkeit.

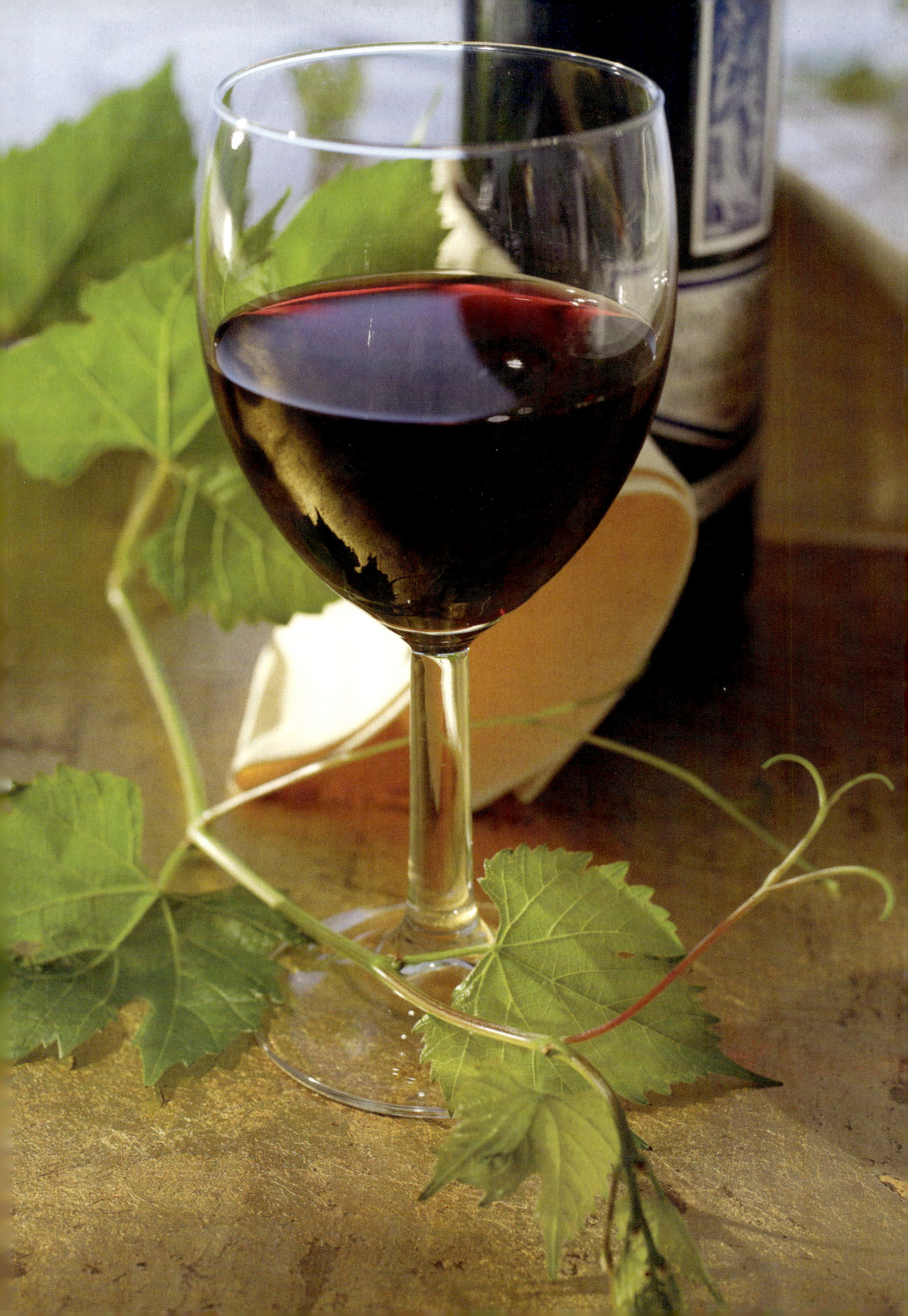

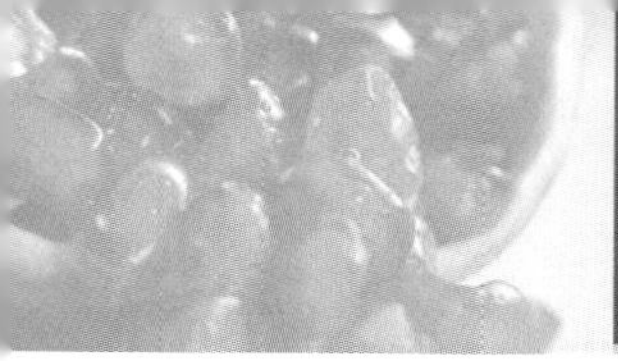

Frischer Granatapfel

Zusammensetzung		Tagesbedarf (nach DGE oder RDA)
Energie	78 kcal/326 kJ	
Wasser	78,46 g	
Eiweiß	0,70 g	70 g
Fett	0,60 g	maximal 60 g
Kohlenhydrate	16,70 g	
Ballaststoffe	2,24 g	30 g
biologische Wertigkeit*	59	
Vitamine		
Vitamin A	7 µg	800 µg
Retinol	0 µg	
Beta-Carotin	40 µg	
Vitamin B1	50 µg	14 µg
Vitamin B2	20 µg	16 µg
Vitamin B3	300 µg	180 µg
Vitamin B5	600 µg	60 µg
Vitamin B6	105 µg	20 µg
Vitamin B7	2 µg	100 µg
Vitamin B9	5 µg	200 µg
gesamte Folsäure	7 µg	
freie Folsäure	4 µg	
Vitamin B12	0 µg	1 µg
Vitamin C	7 mg	60 mg
Vitamin D	0 µg	5 µg
Vitamin E	200 µg	100 µg
Vitamin K	10 µg	75 µg
Mengenelemente		
Calcium	8 mg	800 mg
Chlor	40 mg	830 mg
Kalium	290 mg	2000 mg
Magnesium	3 mg	300 mg
Natrium	7 mg	550 mg
Phosphor	17 mg	800 mg
Schwefel	15 mg	

Gesunde Köstlichkeit

Der frische Granatapfel besticht durch seinen Reichtum an Vitaminen, Mineralstoffen und Spurenelementen.

Frischer Granatapfel

Zusammensetzung		Tagesbedarf (nach DGE oder RDA)
Spurenelemente		
Eisen	500 µg	1400 µg
Fluor	20 µg	35 µg
Jod	10 µg	150 µg
Kupfer	70 µg	15 µg
Mangan	130 µg	35 µg
Zink	280 µg	90 µg
Fettzusammensetzung		
gesättigte Fettsäuren	0,14 g	
einfach ungesättigte Fettsäuren	0,10 g	
mehrfach ungesättigte Fettsäuren	0,24 g	
kurzkettige Fettsäuren	0 g	
mittelkettige Fettsäuren	0 g	
langkettige Fettsäuren	0,48 g	
Cholesterin	0 g	maximal 0,3 g

*biologische Wertigkeit: siehe Seite 96

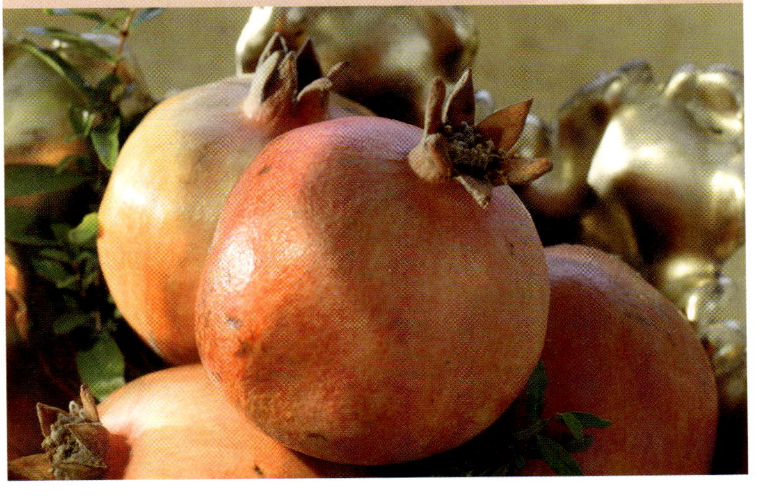

Außen hart, aber innen wunderbar wohlschmeckend – der frische Granatapfel.

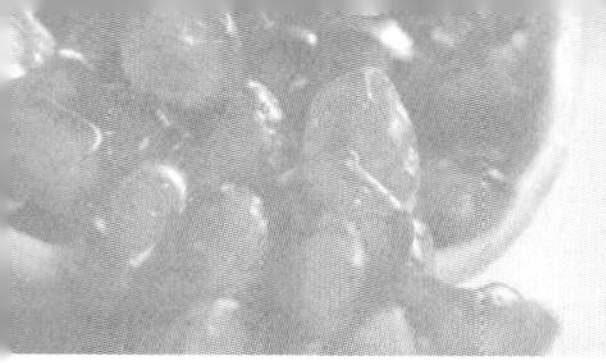

Lecker und gesund

Selbst gepresst oder fertig gekauft: Granatapfelsaft schmeckt hervorragend und ist supergesund!

Granatapfelsaft

Zusammensetzung		Tagesbedarf (nach DGE oder RDA)
Energie	77 kcal/324 kJ	
Wasser	80,70 g	
Eiweiß	0,65 g	70 g
Fett	0,49 g	maximal 60 g
Kohlenhydrate	16,84 g	
Ballaststoffe	0 g	30 g
biologische Wertigkeit*	63	
Vitamine		
Vitamin A	7 µg	800 µg
Retinol	0 µg	
Beta-Carotin	39 µg	
Vitamin B1	41 µg	14 µg
Vitamin B2	17 µg	16 µg
Vitamin B3	247 µg	180 µg
Vitamin B5	494 µg	60 µg
Vitamin B6	86 µg	20 µg
Vitamin B7	2 µg	100 µg
Vitamin B9	2 µg	200 µg
gesamte Folsäure	4 µg	
freie Folsäure	2 µg	
Vitamin B12	0 µg	1 µg
Vitamin C	4,32 mg	60 mg
Vitamin D	0 µg	5 µg
Vitamin E	206 µg	100 µg
Vitamin K	10 µg	75 µg
Mengenelemente		
Calcium	8 mg	800 mg
Chlor	40 mg	830 mg
Kalium	254 mg	2000 mg
Magnesium	3 mg	300 mg
Natrium	6 mg	550 mg
Phosphor	18 mg	800 mg
Schwefel	16 mg	

Granatapfelsaft

Zusammensetzung		Tagesbedarf (nach DGE oder RDA)
Spurenelemente		
Eisen	493 µg	1400 µg
Fluor	21 µg	35 µg
Jod	1 µg	150 µg
Kupfer	72 µg	15 µg
Mangan	131 µg	35 µg
Zink	288 µg	90 µg
Fettzusammensetzung		
gesättigte Fettsäuren	0,12 g	
einfach ungesättigte Fettsäuren	0,08 g	
mehrfach ungesättigte Fettsäuren	0,20 g	
kurzkettige Fettsäuren	0 g	
mittelkettige Fettsäuren	0 g	
langkettige Fettsäuren	0,40 g	
Cholesterin	0 g	maximal 0,3 g

*biologische Wertigkeit: siehe Seite 96

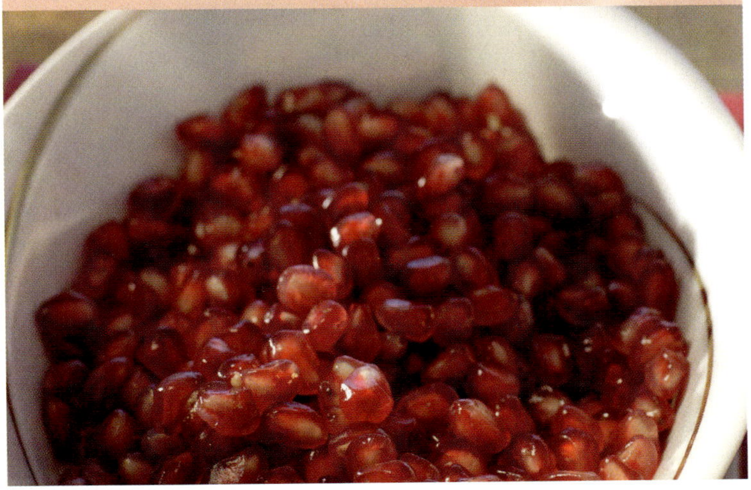

Aus dem Fruchtfleisch eines einzigen Granatapfels kann man ein ganzes Glas Saft herauspressen.

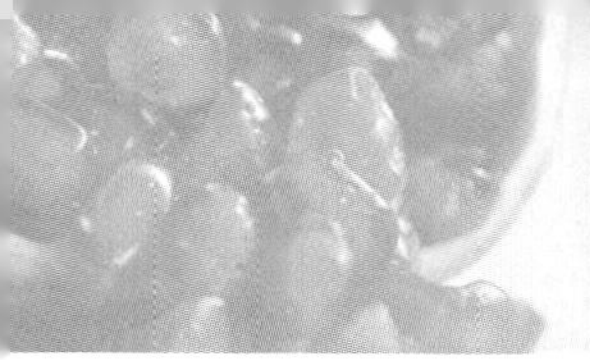

Tipp
Granatapfelkonzentrat höchster Qualität erhalten Sie in jedem Reformhaus.

Granatapfelkonzentrat

Zusammensetzung		**Tagesbedarf (nach DGE oder RDA)**
Energie	272 kcal/1138 kJ	
Wasser	32,00 g	
Eiweiß	2,72 g	70 g
Fett	2,08 g	maximal 60 g
Kohlenhydrate	57,71 g	
Ballaststoffe	0 g	30 g
biologische Wertigkeit*	61	
Vitamine		
Vitamin A	28 µg	800 µg
Retinol	0 µg	
Beta-Carotin	163 µg	
Vitamin B1	171 µg	14 µg
Vitamin B2	69 µg	16 µg
Vitamin B3	1168 µg	180 µg
Vitamin B5	2331 µg	60 µg
Vitamin B6	407 µg	20 µg
Vitamin B7	8 µg	100 µg
Vitamin B9	18 µg	200 µg
gesamte Folsäure	28 µg	
freie Folsäure	16 µg	
Vitamin B12	0 µg	1 µg
Vitamin C	18,14 mg	60 mg
Vitamin D	0 µg	5 µg
Vitamin E	822 µg	100 µg
Vitamin K	41 µg	75 µg
Mengenelemente		
Calcium	33 mg	800 mg
Chlor	167 mg	830 mg
Kalium	1066 mg	2000 mg
Magnesium	12 mg	300 mg
Natrium	24 mg	550 mg
Phosphor	73 mg	800 mg
Schwefel	65 mg	

Granatapfelkonzentrat

Zusammensetzung		Tagesbedarf (nach DGE oder RDA)
Spurenelemente		
Eisen	2051 µg	1400 µg
Fluor	85 µg	35 µg
Jod	4 µg	150 µg
Kupfer	301 µg	15 µg
Mangan	549 µg	35 µg
Zink	1208 µg	90 µg
Fettzusammensetzung		
gesättigte Fettsäuren	0,49 g	
einfach ungesättigte Fettsäuren	0,35 g	
mehrfach ungesättigte Fettsäuren	0,82 g	
kurzkettige Fettsäuren	0 g	
mittelkettige Fettsäuren	0 g	
langkettige Fettsäuren	1,66 g	
Cholesterin	0 g	maximal 0,3 g

*biologische Wertigkeit: siehe Seite 96

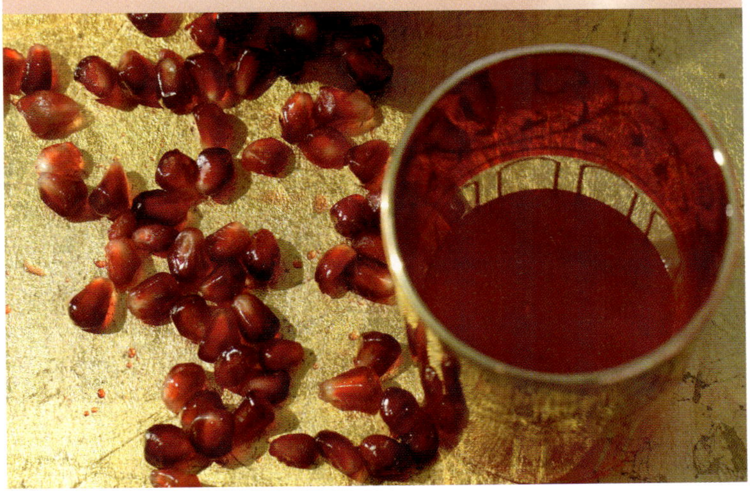

Frisch gepresster Granatapfelsaft wird sofort schonend zu Konzentrat verarbeitet.

Die biologische Wertigkeit der Proteine

Die biologische Wertigkeit des Eiweißes (Proteines) in einem Lebensmittel gibt an, wie gut ein Lebensmittel im Vergleich zum Referenzprotein geeignet ist, den Eiweißbedarf des menschlichen Körpers zu decken. Meist handelt es sich bei den Referenzproteinen um Vollei, dessen biologische Wertigkeit willkürlich mit 100 festgesetzt wurde.

Je ähnlicher das Nahrungseiweiß dem Körperprotein in seiner Aminosäurenzusammensetzung ist, umso weniger Nahrungseiweiß pro Kilogramm Körpergewicht benötigt der Organismus, um seinen Eiweißstoffwechsel im Gleichgewicht zu halten. Besonders wichtig ist hierbei immer der Aminosäuregehalt und das Aminosäuremuster der Proteine.

Granatapfel

Die biologische Wertigkeit des Granatapfelproteins liegt um die 60, also eigentlich nicht allzu hoch. Doch durch Art und Menge der anderen Bestandteile des Granatapfels wird er zu einem besonders gesunden Nahrungsmittel.

- Wird ein Nahrungsprotein besser als Eiprotein vom Organismus verwertet, hat es eine biologische Wertigkeit mit einem Wert über 100.
- Wird im Gegensatz dazu ein Protein schlechter als Eiprotein vom Körper verwertet, liegt die biologische Wertigkeit dieses Proteins unter 100.

Durch die Kombination bestimmter Lebensmittel können Nahrungsmittel mit einer relativ geringen biologischen Wertigkeit zu einer biologisch hochwertigen Mahlzeit werden, da sich die Aminosäurezusammensetzungen der jeweiligen Proteine dann ideal ergänzen.

Eine hohe biologische Wertigkeit sagt aber noch nichts darüber aus, ob ein Lebensmittel besonders gesund ist, da hier noch zahlreiche weitere Faktoren bestimmend sind, z. B. der Gehalt an Vitaminen, Mineralien, Art und Menge der enthaltenen Fette, Kohlenhydrate, Ballaststoffe und sekundären Pflanzenstoffe, die Belastung durch Konservierungsstoffe oder Schadstoffe etc.

Neueste Studien zum Granatapfel

Wirkung auf den antioxidativen Schutz

Laut einer Studie, veröffentlicht in der angesehenen Fachzeitschrift »American Journal of Clinical Nutrition«, verbesserte sich der antioxidative Schutz der Zellen um durchschnittlich neun Prozent bei Personen, die nur eine Woche lang 60 Milliliter Granatapfelsaft am Tag tranken.

Eine andere Studie ergab nach der Zufuhr von Granatapfelsaft über ein Jahr eine Steigerung des antioxidativen Schutzes im Blut um 130 Prozent.

Schutz von Herz und Kreislauf

Besonders interessant erscheinen auch die Studien unter der Leitung von Dr. Aviram, die belegen, dass der Granatapfelsaft einen perfekten Schutz des Herz-Kreislauf-Systems ermöglicht. In einer Studie wurde an freiwillige Studienteilnehmer eine definierte Menge Granatapfelsaft über einen Zeitraum von ein bis drei Jahren gegeben und auch an Mäuse verfüttert, die ein genetisch erhöhtes Risiko hatten, an einer Herzkrankheit zu versterben. Nach nur 14 Wochen konnten bei den Menschen wie auch bei den Tieren positive, antioxidative Effekte festgestellt werden. Das betraf in besonders auffälliger Weise die Oxidation von Blutfetten, besonders von Cholesterin. Das »schlechte« Cholesterin (LDL-Cholesterin) sank

Wirkung bei Diabetes

In der traditionellen persisch-indischen Unani-Medizin werden die Granatapfelblüten seit Jahrhunderten gegen Diabetes eingesetzt. Eine Studie aus dem Jahr 2000 bestätigt diese Wirkung.

Wirkung gegen Wechseljahresbeschwerden

Eine japanische Studie aus dem Jahr 2004 ergab, dass der Granatapfel mit seinem sehr hohen Gehalt an Pflanzenöstrogenen in den Samen und der Schale vor allem bei Frauen in der Menopause zu einer deutlichen Symptomverminderung der typischen Wechseljahresbeschwerden führt.

signifikant ab und das »gute« HDL-Cholesterin nahm um 20 Prozent zu. Die Aktivität eines wichtigen Gefäßschutzfaktors, der sogenannten Serum-Paraoxonase, wurde um 83 Prozent gesteigert.

Das Ergebnis war unglaublich und überraschend, denn die Oxidation des LDL-Cholesterins, die als Hauptursache von Herz-Kreislauf-Erkrankungen gilt, reduzierte sich nach dem Genuss des Granatapfelsafts um bis zu 90 Prozent. Das ist deshalb so bedeutsam, weil oxidiertes LDL-Cholesterin viel eher in Gefäßwänden abgelagert wird und sich dort in die gefäßverengenden Plaques verwandelt. Im Laborversuch vermindert der Granatapfel die Oxidation des LDL-Cholesterins um 96 Prozent, einem Orangen-Karottensaft-Gemisch gelingt das nur zu acht Prozent.

Arteriosklerose

Die positiven Untersuchungsergebnisse sind wiederum durch die stark entzündungshemmenden und oxidationshemmenden Eigenschaften der Ellagitannine (siehe dazu Seite 58), des Punicalagins und der Flavonoide erklärbar. Somit kann der Granatapfelsaft tatsächlich dazu beitragen, länger gesund zu bleiben.

Wirkung bei Arteriosklerose

Sehr interessant ist eine 2004 veröffentlichte Studie aus Israel: Patienten mit erheblicher arteriosklerotischer Verengung der Halsschlagadern zum Gehirn erhielten dort zusätzlich zu ihrer bisherigen Medikation 50 Milliliter Granatapfelsaft pro Tag. Nach einem Jahr konnte ein hochsignifikanter Rückgang der Einengung um durchschnittlich 30 Prozent beobachtet werden. In der Vergleichsgruppe, die ebenfalls die übliche Medikation, aber keinen Granatapfelsaft bekommen hatte, nahmen die Ablagerungen in den Gefäßwänden im gleichen Zeitraum sogar um neun Prozent zu!

Wirkung auf den Blutdruck

Die gleiche israelische Forschergruppe konnte eine Senkung des Blutdrucks um fünf Prozent nach nur 14 Tagen Verzehr von täglich 50 Milliliter Granatapfelsaft nachweisen. Die Erkenntnis, dass Antioxidanzien den Blutdruck senken können, ist noch relativ neu; deshalb wurde in dieser Studie der Granatapfelsaft ausgewählt, um bei Patienten mit Bluthochdruck die Wirkung zu beobachten. Die deutliche Senkung des Blutdrucks führte man auf eine Senkung der

Aktivität eines für die Regulation des Blutdrucks bedeutsamen Enzyms zurück (Angiotensin Converting Enzym, ACE). Damit hat der Granatapfelsaft eine ähnliche Wirkung wie eine häufig verschriebene Medikamentengruppe, die den Blutdruck senkt, die sogenannten ACE-Hemmer. Innerhalb eines Jahres sank bei den Versuchspersonen der Blutdruck unter der Therapie mit Granatapfelsaft um 21 Prozent.

Wirkung gegen Krebs

Auch im Kampf gegen Krebs scheint der Granatapfel und seine Inhaltsstoffe neue Möglichkeiten zu eröffnen. Die Stoffe, die hier maßgebliche Wirkung haben, sind die Flavonoide, also Stoffe, die vor allem die Farbe der Frucht bestimmen.

Eine Studie von 2004 von Kawaii und Lansky zeigt, dass sich Krebszellen wieder zu gesunden Zellen zurückbilden oder in die Apoptose (programmierter, genetisch vorbestimmter Tod der Zelle) getrieben werden. Auch wird es dem Tumor deutlich erschwert, sich durch die Bildung neuer Blutgefäße auszubreiten.

Und eine internationale Studie (Kim und Mitarbeiter, 2002) bewies, dass bestimmte Polyphenole im Granatapfel vor Brustkrebs schützen und gleichzeitig die Therapie von Brustkrebs positiv beeinflussen können.

Die Ergebnisse eines weiteren Forschungsprojekts überraschten selbst die Wissenschaftler: Nicht nur das Öl aus den Granatapfelsamen zeigte eine Interaktion mit dem Östrogenstoffwechsel des Menschen, was bereits aus vorliegenden Studien bekannt war, sondern auch der Granatapfelsaft selbst zeigte diese Wirkung. Im Granatapfelsaft und auch in der Rinde des Granatapfelbaums konnten verschiedene Pflanzenöstrogene nachgewiesen werden. Diese Pflanzenöstrogene greifen so in den menschlichen Hormonstoffwechsel ein, dass das Wachstum östrogenabhängiger Tumore gemindert wird.

Gegen Hautkrebs

In einer weiteren Studie fand man heraus, dass Granatapfelextrakt bei der Bekämpfung von Hautkrebs wirkt.

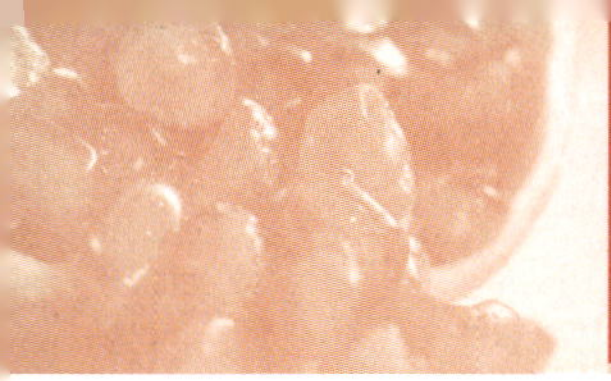

Wirkung des fermentierten Saftes

Unterzieht man den Granatapfelsaft einer Fermentierung, erhöht sich seine antioxidative und auch seine krebshemmende Kraft. Im frisch gewonnenen Granatapfelsaft sind die entsprechenden Substanzen wie z. B. die Flavonoide an Zuckermoleküle gebunden, wohingegen sie beim fermentierten Saft in freier Form vorliegen. Das erhöht ihre Bioverfügbarkeit, also den Anteil dieser Stoffe, der unverändert im menschlichen Körper zur Verfügung steht.

Bioverfügbarkeit

Die Bioverfügbarkeit gibt an, wie schnell und in welchem Umfang ein Stoff vom Körper aufgenommen wird und den Körperzellen zur Verfügung steht.

Ein internationales Forscherteam fand heraus, dass die bioaktiven Stoffe des fermentierten Granatapfelsafts in Krebskulturen die Tumorentstehung um 46 Prozent verringert.

Prostatakrebs

So können z. B. Prostatakrebs-Patienten offenbar ihren PSA-Wert wesentlich länger stabil halten, wenn sie täglich ein Glas Granatapfelsaft trinken. Der PSA-Wert (PSA = prostataspezifisches Antigen) gilt als ein sehr wichtiger Tumormarker bei Prostatakrebs, also als ein Wert, der über den Verlauf der Krebserkrankung Auskunft gibt. Je langsamer der PSA-Wert steigt, desto besser die Prognose und Lebenserwartung.

In einer US-Studie verlängerte fermentierter Granatapfelsaft den Zeitraum, in dem sich der Wert des PSA verdoppelte, auf die vierfache Zeit. Alle Patienten der Studie hatten trotz vorheriger Operation oder Bestrahlung wieder steigende PSA-Werte gehabt, was ein Fortschreiten der Krankheit bedeutete. Während vor dem Verzehr des Granatapfelsafts die durchschnittliche Verdoppelungszeit des PSA-Wertes bei 15 Monaten lag, verlängerte der tägliche Konsum von einem Glas Granatapfelsaft die Spanne auf 54 Monate, berichtete 2006 das Team um Allan Pantuck von der University of California in Los Angeles. Dies sei zwar keine Heilung, der Saft habe aber offenbar großen Einfluss auf das Tumorwachstum, betonte Pantuck. Ähnliche Effekte konnten bereits in zahlreichen früheren Studien

Granatapfelsaft scheint tatsächlich eine natürliche Waffe gegen verschiedene Krebserkrankungen zu sein.

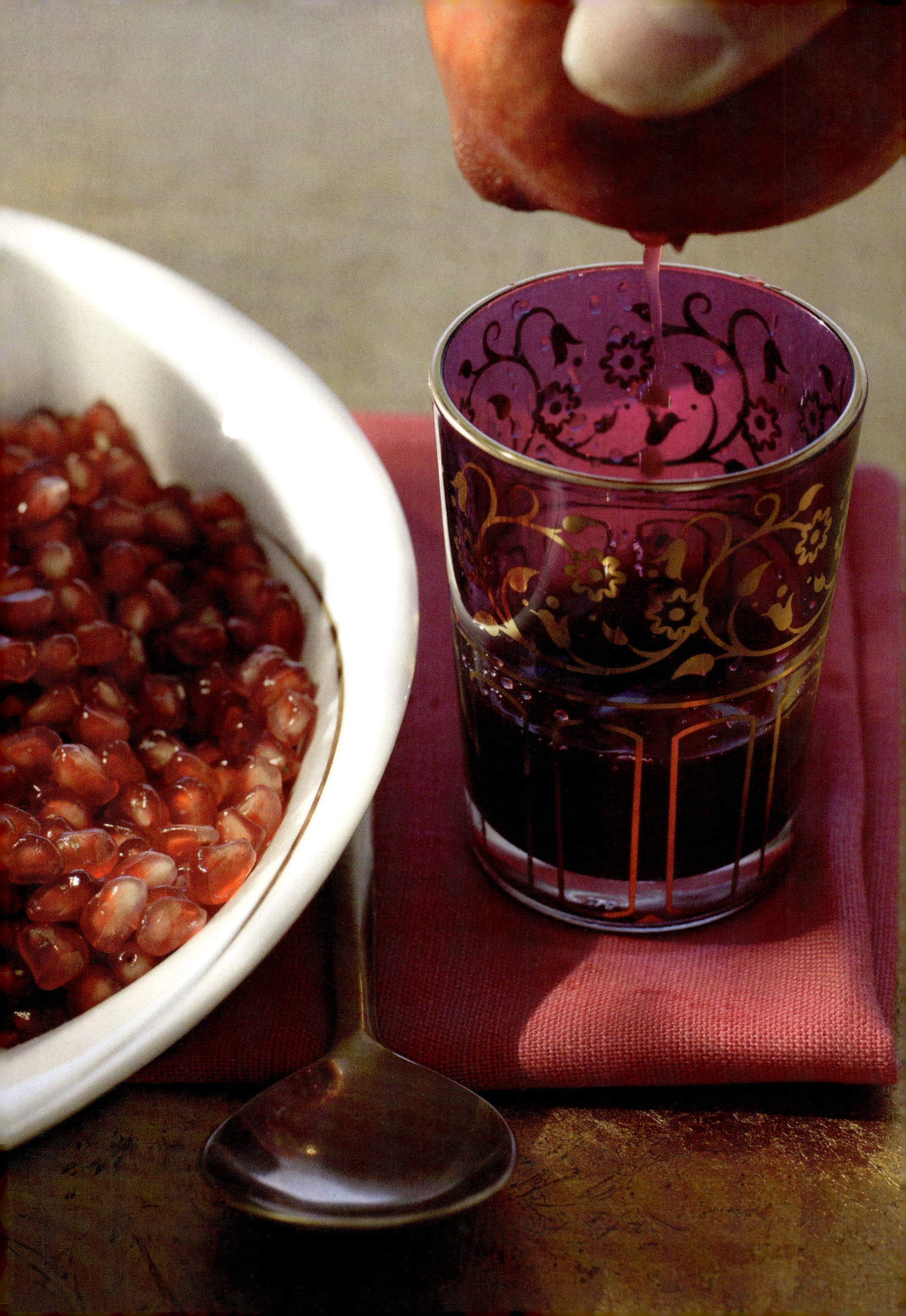

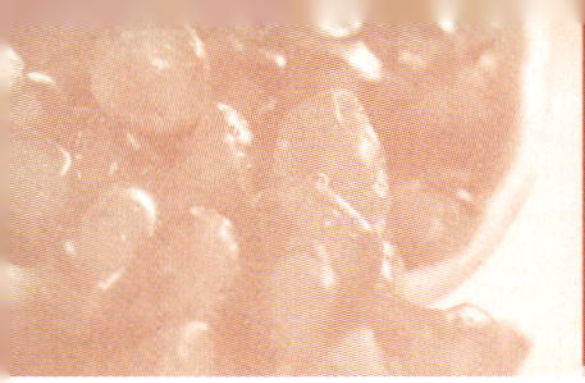

nachgewiesen werden, doch dies war die erste Studie, die die krebshemmende Wirkung sehr eindrucksvoll an Krebspatienten aufzeigte. Das Getränk schlug bei über 80 Prozent der 48 Teilnehmer an.

Granatapfel – bald ein Mittel gegen HIV?

Ganz interessant ist auch eine Untersuchung zu einem weltweit problematischen Thema: Amerikanische Forscher entdeckten im Saft des Granatapfels Substanzen, die den Eintritt des HI-Virus in die Zelle und damit eine Infektion verhindern können.

Heilmittel?

Der Granatapfel als wirkungsvolles Heilmittel gegen das HI-Virus ist allerdings noch Zukunftsmusik. Aber die aktuellen Forschungsergebnisse machen optimistisch.

Die Studien

Das Team um Dr. A. Robert Neurath vom Lindsley F. Kimball Research Institute in New York untersuchte, ob und wie diverse Fruchtsaftverdünnungen die Aktivität von HI-Viren des in Europa und den USA heimischen Subtyps IIIB hemmen. Die Forscher fanden wirksame Säfte aus Heidelbeeren, Cranberrys, Trauben und Limetten. Die stärkste Hemmung der Virenvermehrung zeigte sich jedoch beim Granatapfelsaft. Den Wissenschaftlern gelang es, die entscheidenden Inhaltsstoffe aus dem Saft des Granatapfels zu isolieren. Mit diesem so herausgefilterten Stoff, den die Wissenschaftler PJ-S21-Komplex nannten, unternahmen die Forscher Tests mit verschiedenen HIV-Stämmen und deckten so auf, nach welchem Mechanismus der Stoff aus dem Granatapfel die Virusbindung und damit die Infektion hemmt. Der Komplex PJ-S21 blockiert einen Bereich auf der Oberfläche der HI-Viren, sodass sie sich nicht mehr an menschliche Immunzellen anheften können. Auf diese Weise verhindert der Stoff des Granatapfels, dass Virus und Körperzelle miteinander verschmelzen und eine Infektion entsteht.

Die Zukunftsaussichten

PJ-S21 hemmte im Test schließlich alle Virusstämme. Dies ist laut den Autoren eine wichtige Voraussetzung für ein erfolgversprechendes »Mikrobizid«, also ein generelles, virustötendes Mittel. Bei standardisierter Qualität der Granatäpfel sehen die Forscher nun die Möglichkeit, aus reichlich vorhandenen Quellen ein preiswertes Antivirusmittel zu produzieren. Da die Sicherheit des Ausgangsprodukts seit Jahrzehnten bewiesen ist, kann man davon ausgehen, dass der Übergang von der Entwicklung bis zur Vermarktung beschleunigt werden kann.

Aus Sorge um eventuelle Risiken und Nebenwirkungen werden an potenziell gesundheitsschützende Lebensmittel noch höhere Sicherheitsanforderungen gestellt. Bei manchen sorgfältig geprüften Medikamenten wurden nach ein paar Jahren der Anwendung doch noch untragbare Risiken und Nebenwirkungen entdeckt. Aber vom Granatapfelsaft ist das nach 5000-jährigem Anbau und der fast weltweiten Erfahrung mit der Frucht über fast 200 Menschengenerationen kaum zu befürchten.

Studienobjekt
Zum Granatapfel sind in den letzten Jahren über 150 solcher positiven wissenschaftlichen Studien in anerkannten Fachzeitschriften veröffentlicht worden und es werden sicher noch viele folgen.

Der Granatapfel in Kombination mit anderen Lebensmitteln

Der Granatapfel, seine Extrakte und der Saft allein haben für sich schon eine beeindruckende Vielfalt an gesunden Inhaltsstoffen. Doch es kann durchaus sinnvoll sein, den Gehalt an antioxidativ wirksamen Substanzen noch zu erhöhen bzw. die Wirkung der Inhaltsstoffe zu verstärken, indem man sie mit einigen anderen zurzeit als wirksam bekannten bioaktiven Stoffen kombiniert.

So hat es sich beispielsweise als sinnvoll herausgestellt, Extrakte des Granatapfels mit den Extrakten aus Traubenkernen, Heidelbeeren, Grüntee und verschiedenen antioxidativ wirksamen Vitaminen wie Vitamin C oder E zu kombinieren. Daher haben Produkte, die verschiedene Lebensmittelextrakte in sich vereinen, durchaus ihre Berechtigung.

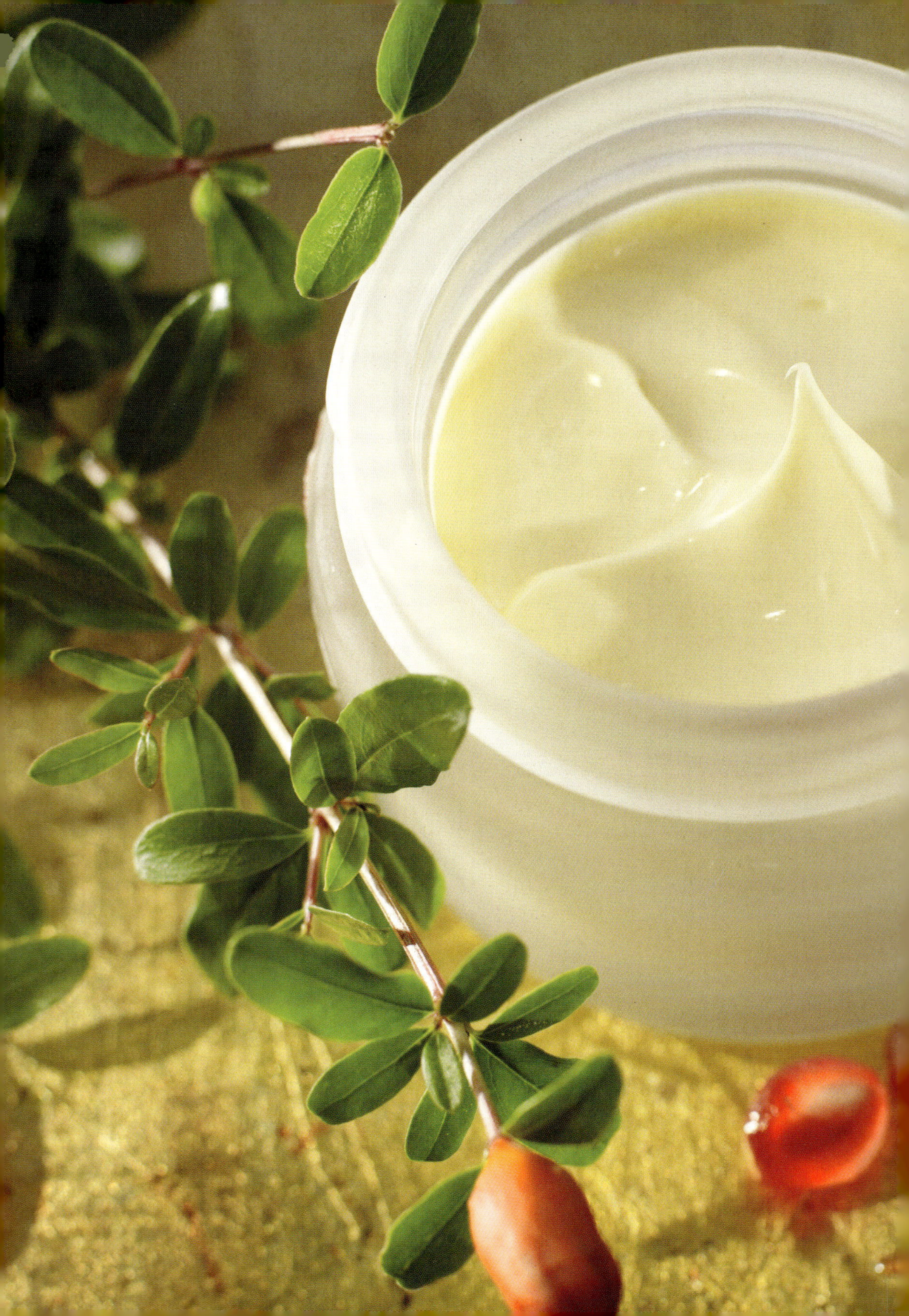

Schön durch Granatäpfel

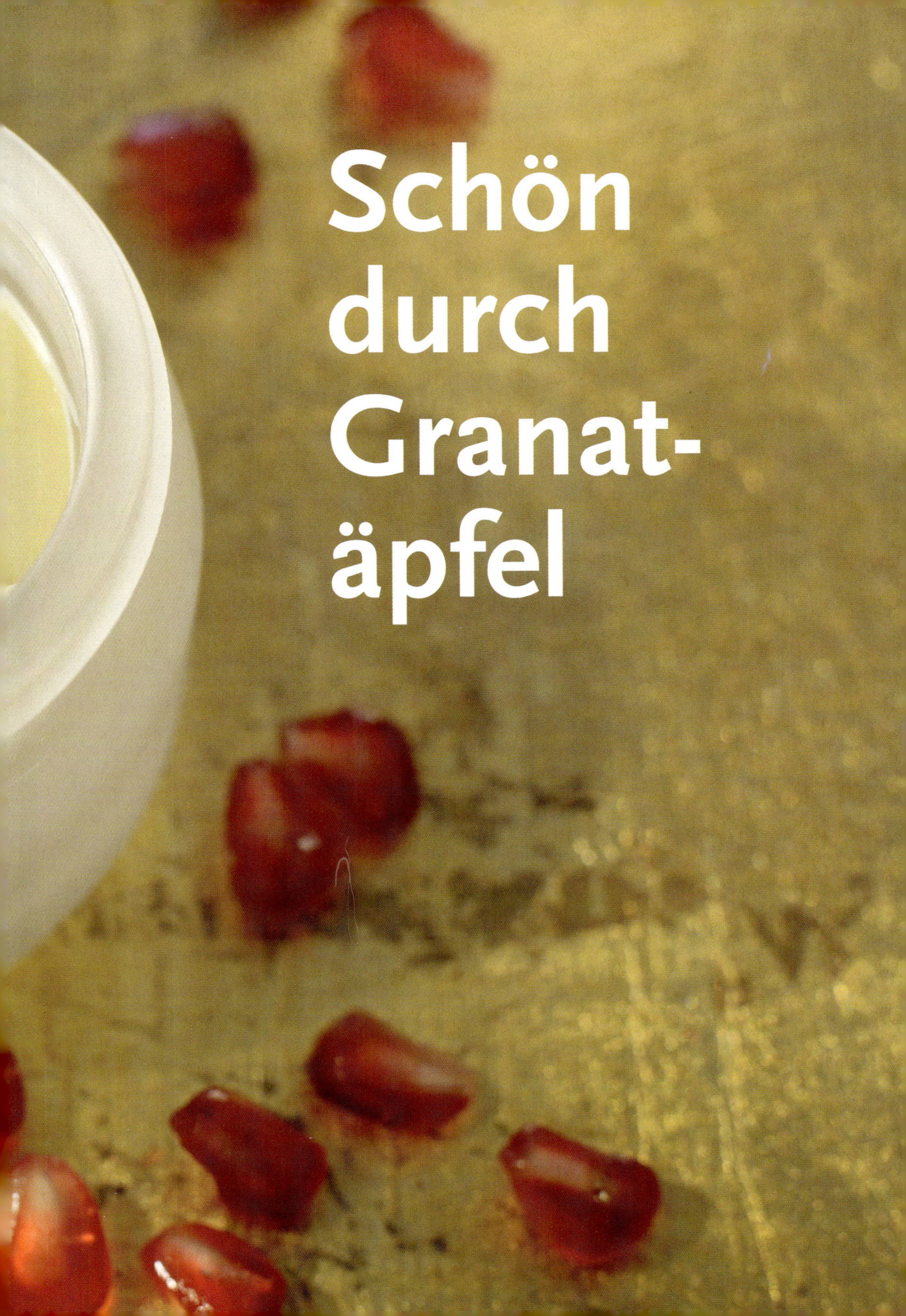

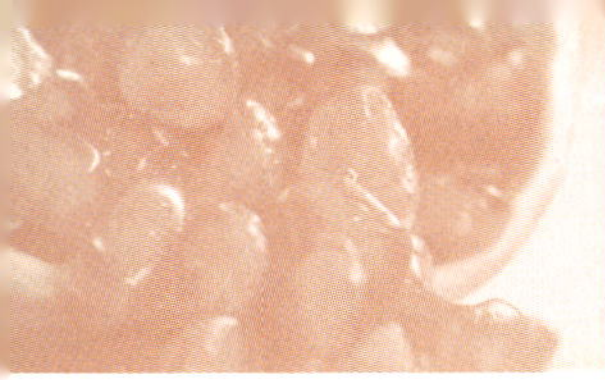

Der Granatapfel in der Kosmetik

Die Inhaltsstoffe des Granatapfels halten antioxidative und entzündliche Alterungsprozesse auf, verjüngen und liefern Stoffe, die allen Zellen gut tun – natürlich auch den Zellen der Haut.

Gerade die Haut muss ständig neue Zellen bilden und sich permanent erneuern. Sie erfüllt zahlreiche Funktionen, in erster Linie die Funktion einer schützenden Hülle. Sie hält nicht nur unser Inneres zusammen, sondern sie muss unseren Organismus auch gegen äußere Einflüsse schützen. Erfüllt sie diese Aufgabe nicht mehr optimal, können schädliche Substanzen in unseren Körper eindringen und Entzündungen, Infektionen und Allergien auslösen. Unsere Haut ist im Alltag vielen Belastungen durch die Umwelt ausgeliefert: Sonnenlicht, Schadstoffe, Wind und Wetter. Daher ist die richtige Pflege von innen und außen sehr wichtig.

Zellreich

Unsere Haut besteht pro Quadratzentimeter aus ca. sechs Millionen Zellen – das macht sie sehr anfällig für den Angriff freier Radikale.

Die Haut

Die Haut (lat. *cutis)* ist flächenmäßig das größte, das schwerste (bis zu 15 Kilogramm) und in seinen Funktionen das vielseitigste Organ des menschlichen Organismus. Sie dient der Abgrenzung von Innen und Außen, dem Schutz vor Umwelteinflüssen, der Repräsentation, Kommunikation und Wahrung des inneren Gleichgewichts. Weiterhin übernimmt die Haut wichtige Funktionen im Bereich des Stoffwechsels und der Immunabwehr des Körpers und verfügt über vielfältige Anpassungsmechanismen.

Die äußere Haut (in der medizinischen Fachsprache Cutis genannt) gliedert sich prinzipiell in drei Hauptschichten:

- Oberhaut (Epidermis)
- Lederhaut (Dermis oder Corium)
- Unterhaut (Subcutis)

Die Epidermis

Die Epidermis oder »Oberhaut« gehört zu den Epithelgeweben, es handelt sich um ein mehrschichtiges, verhornendes Plattenepithel, das üblicherweise zwischen 0,03 bis 0,05 Millimeter, an den Handinnenflächen und den Fußsohlen aber bis zu mehreren Millimetern dick ist. Die Zellen der Hornschicht werden stetig abgeschilfert und neue Zellen kommen aus tieferen Schichten nach. Die Haut erneuert sich also ständig.

Fette Hautschicht

Die Dicke der Unterhaut beträgt an Bauch und Gesäß bis zu zehn Zentimeter, bei massivem Übergewicht kann es noch mehr sein.

Die Lederhaut

Die Dermis oder »Lederhaut« besteht vorwiegend aus Bindegewebefasern und dient der Ernährung und Verankerung der Epidermis. Hier versorgt das fein verzweigte Blutgefäßsystem die Grenzzone zur Epidermis. Der Ursprung der Talg- und Schweißdrüsen findet sich in der unteren Lederhaut. Diese enthält die für die Temperaturregelung wichtige glatte Muskulatur und Blutgefäße.

Die Unterhaut

Die Subcutis oder »Unterhaut« bildet die Unterlage für die darüber liegenden Hautschichten und enthält die größeren Blutgefäße und Nerven für die oberen Hautschichten sowie das Unterhautfett und lockeres Bindegewebe. In der Unterhaut liegen Sinneszellen für starke Druckreize.

Die verschiedenen Aufgaben der Haut

- Unsere Haut schützt uns vor Wärmeverlust und Sonnenstrahlen. Wir nehmen Berührungsreize wahr. Die sich ständig erneuernde Hornschicht schützt uns vor Verletzungen und Austrocknung.

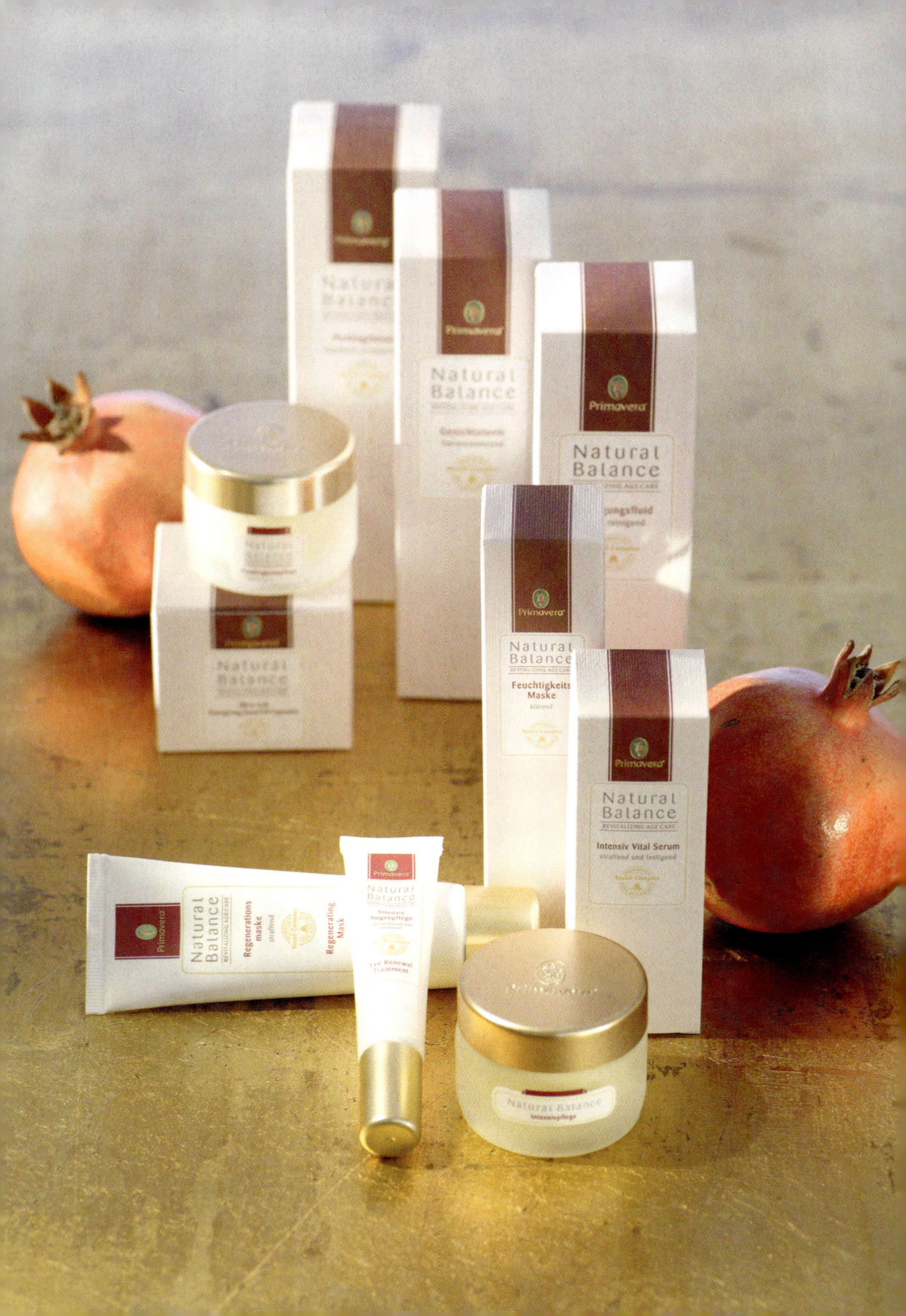
Primavera
Natural Balance
REVITALIZING AGE CARE
Feuchtigkeits Maske
klärend
Intensiv Vital Serum
straffend und festigend
Regenerations maske
straffend
Regenerating Mask
Intensiv Augenpflege
Eye Renewal Treatment
Natural Balance
Intensivpflege

Eine Keimschicht aus guten und hilfreichen Bakterien, die unsere Haut besiedeln, sorgt für einen natürlichen, säurehaltigen Schutzmantel der Haut und hilft den pH-Wert von 5,5 der Hautoberfläche zu erhalten.

- Ständig arbeitet unsere Haut an der Bildung neuer Hautzellen und hat daher eine äußerst aktive Stoffwechseltätigkeit.
- Unsere Pigmentschicht schirmt uns gegen Verbrennungen durch Sonnenstrahlen ab.
- Die Schweißporen helfen, eine Überhitzung durch Verdunstung von Schweiß zu vermeiden.
- Unzählige freie Nervenenden verarbeiten Berührungsreize, Temperaturreize und Schmerzempfindungen und stehen in Kontakt mit unserem Gehirn.
- Kleine Haarmuskeln ermöglichen das Aufrichten von Haaren, um einen Wärmeverlust zu reduzieren.

Um alle diese Funktionen zu erfüllen, benötigt die Haut natürlich selbst Schutzsysteme und Regenerationsmechanismen.

Der Schutzmantel der Haut beispielsweise besteht aus Wasser, physiologischen Fetten und Fettsäuren sowie feuchtigkeitsbindenden Stoffen wie Harnstoff.

Kosmetik für die Haut

Im Jahr 1911 fand im Butterfass eines Apothekers die Geburt eines Klassikers unter den Kosmetikprodukten statt, der ersten und noch immer anhaltenden Verbindung von Fett, Wasser und Wachs, der ersten Wasser-in-Öl-Emulsion, bekannt unter dem Namen »Nivea«. Nach diesem einfachen Grundrezept werden auch heute noch Cremes, Salben und Lotionen hergestellt:

Auf dem Markt sind inzwischen hervorragende Hautpflegeserien mit Granatapfel erhältlich, beispielsweise von der Firma Primavera.

- Der wässrige Bestandteil soll der Haut Feuchtigkeit zuführen, der ölige Anteil soll die Haut schützen und den natürlichen Fettfilm

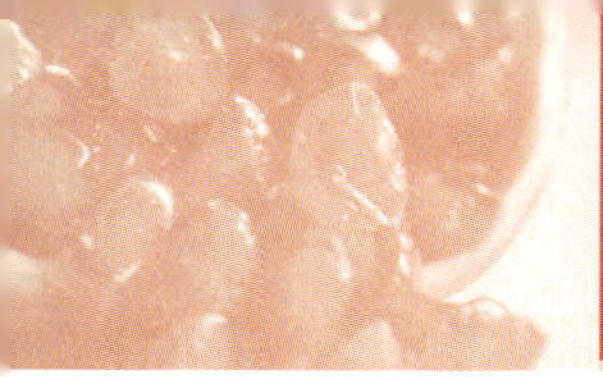

der Hornhaut unterstützen sowie die Verdunstung des Wassers verhindern.

Der Haut zuliebe

Je weniger künstliche Stoffe in einer Creme enthalten sind, desto besser. Setzen Sie daher auf Naturkosmetik beispielsweise mit Granatapfelextrakten.

- Und da Wasser und Öl sich eigentlich nie verbinden, setzt man heute die sogenannten Emulgatoren zu. Das sind Stoffe, die sowohl Fetteigenschaften als auch die Eigenschaften des Wassers in einem Molekül vereinigen – sie sind die Vermittler zwischen den ansonsten unmischbaren Substanzen.
- Mit Hilfe der Emulgatoren hat man schon die Grundlage einer Creme geschaffen: Was zusätzlich in der Liste der Bestandteile steht, Konservierungsstoffe, Duftstoffe, Färbemittel, die »moisturizing factors« (das sind wasserbindende Substanzen, die der Haut zusätzlich Feuchtigkeit zuführen sollen), Vitamine, Liposomen und Kollagen – sie alle sind Versuche, die Haut zu schützen und den Alterungsprozess aufzuhalten. Die Wirkung vieler solcher Zusätze ist wissenschaftlich nicht bewiesen. Im Gegenteil: Bei einigen Zusätzen und Konservierungsstoffen belasten diese die Haut mehr, als dass sie ihr nützen.

Wirkung von Cremes

Wirken Cremes? Dies ist eine viel diskutierte Frage, besonders wenn es um die Wirksamkeit kosmetischer Zusätze geht. Je größer (hier ist die Molekülgröße gemeint) diese sind, umso unwahrscheinlicher ist es, dass sie in die tiefen Hautschichten gelangen können.

Gibt der Haut Halt

Kollagen ist ein besonders wichtiger Gerüsteiweißkörper der Haut. Es kommt in Form von Fasern auch im Bindegewebe, Knorpel- und Knochengewebe vor.

- Dass Kollagen oder andere derart große Moleküle jemals die Oberhaut durchdringen, ist – nach heutigen wissenschaftlichen Erkenntnissen – unmöglich. Und erwünscht ist es erst recht nicht. Schließlich grenzt unsere Haut uns ab gegen Eindringlinge und damit natürlich auch gegen das Eindringen fremder Substanzen. Würde körperfremdes Kollagen in die tieferen Hautschichten gelangen, hätte dies eine unangenehme Immunantwort bzw. Abwehrreaktion (beispielsweise eine allergische Reaktion) des Körpers zur Folge und der Fremdkörper Kollagen würde daraufhin abgestoßen werden.

- Auch herkömmliche Liposomen (das sind kleine wasserhaltige Fettkügelchen) gelangen nur bis in die Oberhaut. Sie werden aber oft als Transportmittel für andere Stoffe angepriesen, wie z. B. Vitamine, deren Bestimmungsort jedoch in den sehr viel tieferen Hautschichten liegt. Dorthin werden die Inhalte der Liposomen allerdings kaum oder nur in Spuren wandern.

Die Haut im Lauf des Lebens

Die Fettschicht, die natürlicherweise die Oberfläche unserer Haut bedeckt, stammt aus den Talgdrüsen. Talg enthält auch eine Menge ungewöhnlicher Fettsäuren – diese wirken mild antibakteriell und pilztötend. Vor allem die männlichen Geschlechtshormone sind für die Talgproduktion verantwortlich. Aus diesem Grund erhöht sich die Talgausscheidung während der Pubertät und nimmt im Alter ab. Besonders bei Frauen geht die Talgproduktion stark zurück.

Schon allein an diesem Beispiel wird deutlich, dass die Hautpflege abhängig vom Hauttyp, von Alter und Geschlecht variieren muss. Denn im Lauf des Lebens verändert sich die Haut und wird mit zunehmendem Alter trockener und unelastischer. Es entstehen Falten.

Passende Cremes

Haupflegeprodukte müssen zum jeweiligen Hauttyp und auch zum Alter passen – ansonsten schadet eine Creme unter Umständen mehr, als dass sie nützt.

Ältere Haut unterscheidet sich sichtbar – auch unter dem Mikroskop – von jüngerer Haut durch verschiedene Merkmale:

- Die Epidermis, also die Oberhaut, wird dünner und Zellwachstum und -teilung erfolgen langsamer. Das bedeutet, dass sich die Oberhaut nicht alle 27 Tage, sondern viel weniger oft, etwa nur alle 40 bis 60 Tage, erneuert. Die Haut wird trockener und es bilden sich Falten. Auch Alters- oder Pigmentflecken sind ein Merkmal älterer Haut.

● In unserer Haut wirken rund 14 verschiedene Typen von Kollagenen. Hergestellt wird dieses Protein von den Fibroblasten der Lederhaut, die aber gleichzeitig auch die kollagenabbauenden Enzyme produzieren. In der jungen, gesunden Haut herrscht ein ausgewogenes Gleichgewicht zwischen Kollagenproduktion und Kollagenabbau. Im Alter wird dieses Gleichgewich aber immer mehr in Richtung des Abbaus verschoben – die kollagenabbauenden Enzyme gewinnen die Oberhand. Schon ab dem 20. Lebensjahr produzieren wir weniger Elastin und ab dem 50. Lebensjahr reduziert sich die Herstellung von Kollagen erheblich. Das bedeutet also, dass von zwei Seiten am Raubbau des Kollagengeflechts gearbeitet wird: Weniger Kollagen entsteht, aber immer mehr wird abgebaut. Wann und wie dieser Mechanismus abläuft, ist vor allem abhängig von unserer inneren biologischen Uhr, also unserem Erbgut.

Sonnenanbeter

Wer sich in die Sonne begibt, sollte nie vergessen, sich durch eine Sonnencreme mit hohem Lichtschutzfaktor bzw. entsprechende Kleidung vor den schädlichen UV-Strahlen zu schützen.

Hautalterung

Der Prozess der Hautalterung kann z. B. durch UV-Strahlung und andere Umweltbelastungen noch beschleunigt werden. An der Uni-Hautklinik in Köln konnte eine Forschergruppe nachweisen, dass die kollagenabbauenden Enzyme (Collagenasen), wenn sie durch UV-Strahlung aktiviert werden, viel mehr Kollagen zerstören als ohne ultraviolettes Licht. UV-Strahlen, sowohl die längerwelligen UVA- als auch die kürzeren UVB- Strahlen, erzeugen freie Radikale. Diese wiederum lösen bei den Fibroblasten eine erhöhte Collagenaseproduktion aus. Mehr Collagenase bedeutet aber für den Körper gleichzeitig einen erhöhten Abbau von intaktem Kollagen! Die Collagenase zerstört demnach das Kollagengeflecht und somit die Elastizität der Lederhaut. So entstehen Falten.

Wenigstens die Faktoren, die die »äußere« Hautalterung bewirken, lassen sich durch entsprechendes Verhalten beeinflussen. Rauchen beispielsweise fördert ähnlich wie UV-Strahlung die Bildung von

Radikalen. Eine gesunde Lebensweise, ausgeglichene Ernährung und der Verzicht auf Alkohol tun dem gesamten Organismus gut – und somit auch den Zellen der Haut!

Hautpflege von außen

Zwar dringen die meisten Wirkstoffe, die in Gesichtswassern, Ölen, Cremes und Lotions enthalten sind, nur in die Oberhaut ein, aber sinnlos sind sie deswegen nicht. Auch hier können antioxidative Substanzen, wie sie im Granatapfel, in Grüntee-Extrakten oder in Traubenkernölen vorkommen, durchaus helfen, die Haut gegen Angriffe von außen zu schützen. Diese Substanzen unterstützen den Schutzmantel der Haut und helfen ihr, den pH-Wert zu stabilisieren. Noch wirkungsvoller ist es aber, die Haut intensiv von innen zu pflegen – am besten mit Granatäpfeln.

Tee für die Haut

Hautpflegeprodukte mit den Extrakten des grünen Tees schützen Ihre Haut vor Umweltbelastungen.

Hautpflege von innen

Trockene, raue, unelastische und rissige Haut ist für viele Menschen ein Problem und wird mit zunehmendem Alter schlimmer.

Streikt die natürliche Schutzfunktion der Haut, gilt auch das körperliche Wohlbefinden als gestört: Trockene Haut ist häufig verbunden mit Juckreiz, schuppigen Hautpartien und erhöhter Anfälligkeit gegen Reizungen und Schadstoffe von außen. Außerdem ist eine trockene und unelastische Haut auch in ihrem Erscheinungsbild faltig und unattraktiv.

Ein Hauptgrund für das Austrocknen liegt in der Schwächung der natürlichen Feuchtigkeitsbarriere in der Haut. Diese verhindert, dass zu viel Wasser abgegeben wird und die Haut von innen austrocknet.

Gamma-Linolensäure pflegt die Haut

Doch nicht nur die Hautpflege von außen, auch die Ernährung spielt bei Hautproblemen eine tragende Rolle. Ein entscheidender

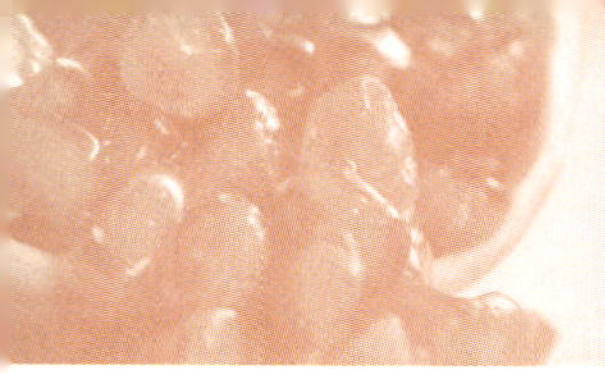

Faktor bei der Bildung einer essenziellen Schutzfunktion ist die Gamma-Linolensäure. Sie kann vom Körper aus der Linolsäure (in Getreidekeimen, Getreideölen) gebildet werden, wobei für deren Umwandlung ein spezielles Enzym benötigt wird. Gamma-Linolensäure selbst stellt eine entscheidende Vorstufe zur Bildung von Prostaglandin E1 dar. Und dieses wiederum ist entscheidend für viele wichtige Körperfunktionen, speziell für die der Haut. Bei Menschen mit trockener Haut wird jedoch oft nicht genügend Gamma-Linolensäure vom Körper gebildet. Auch mit dem Alter lässt diese Fähigkeit nach. In diesen Fällen ist es besonders wichtig, Gamma-Linolensäure durch eine ausgewogene Ernährung zuzuführen.

Kernöl
Sie erhalten das hautpflegende Granatapfelkernöl am besten in Reformhäusern.

Eine natürliche Quelle sind Pflanzenöle von besonders Gamma-Linolensäure-haltigen Pflanzen. Hier ist an erster Stelle das Granatapfelkernöl (mit bis zu 60 Prozent Gamma-Linolensäure-Anteil) zu nennen, dicht gefolgt von Borretschsamenöl. Die Öle dieser Kerne werden in Flaschen zum löffelweisen Einnehmen, aber auch als Kapseln angeboten.
Auf diese Weise können Defizite hinsichtlich einer effektiven Hautversorgung unproblematisch ausgeglichen werden. Eine innere Unterstützung der Wasserbindekapazität der Haut und eine nachhaltig verbesserte Hautstruktur plus gesteigerter Energiestoffwechsel der Haut sind das Ziel. Und: Erfolge sind bereits innerhalb weniger Tage zu erwarten!

Weitere »Pflegestoffe« für die Haut

Um die Haut zu verjüngen, werden aber noch weitere Substanzen benötigt, die in der Lage sind, in Stoffwechselprozesse, die an der Hautalterung beteiligt sind, einzugreifen. Es müssen also Stoffe sein, die einerseits freie Radikale abfangen können, aber andererseits auch fähig sind, die Zellbildung sowie die Neubildung von Collagen zu stimulieren. Die wichtigsten Substanzen sind:

- **Vitamin C und Vitamin E**

Diese Vitamine besitzen die Fähigkeit, freie Radikale abzufangen und unschädlich zu machen. Außerdem ist Vitamin C direkt beteiligt am Stoffwechselweg der Kollagenbildung.

- **Selen**

Es ist ebenfalls ein stark wirksames Antioxidans und arbeitet eng mit den Vitaminen C und E zusammen.

- **natürliche Carotinoidgemische**

Vor allem Cryptoxanthin, Zeaxanthin und Lutein sind Provitamine, die im Körper zu Vitamin A umgebildet werden.

- **Vitamin A**

Es ist für den Aufbau und die Wiederherstellung des Epithelgewebes der Haut ein wichtiger Faktor.

- **Zink**

Dieses Mineral aktiviert und steuert viele Stoffwechselprozesse der Haut und ist z. B. bei der Wundheilung und Regeneration der Haut nicht wegzudenken.

Schöne Blüte, schöne Haut: Hier werden gerade wichtige Biostoffe angereichert.

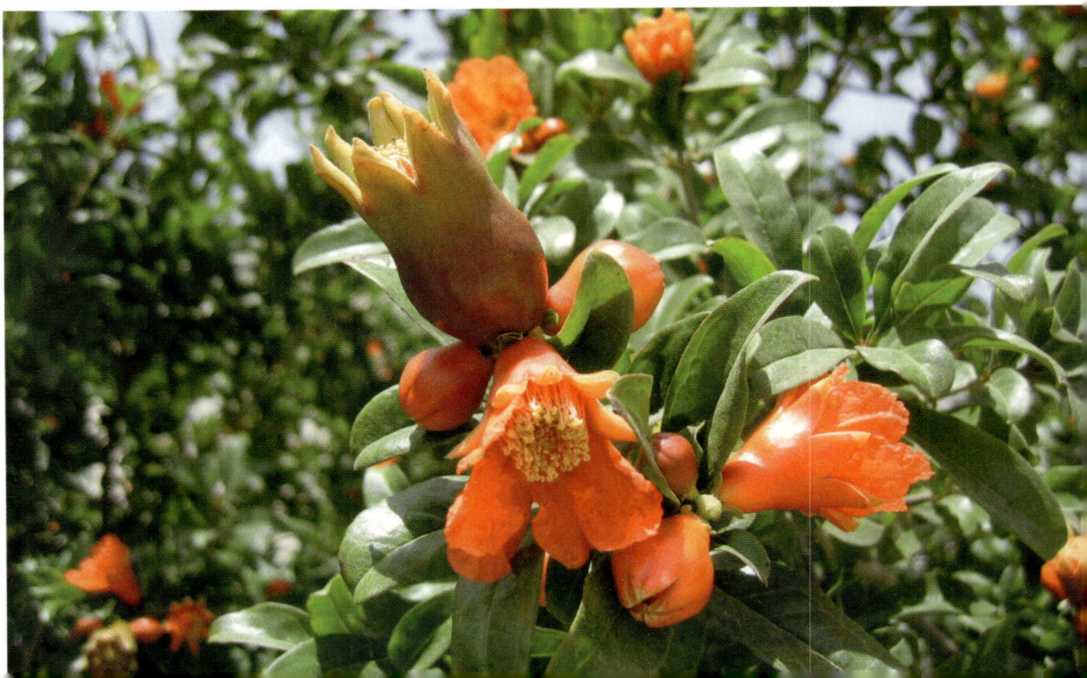

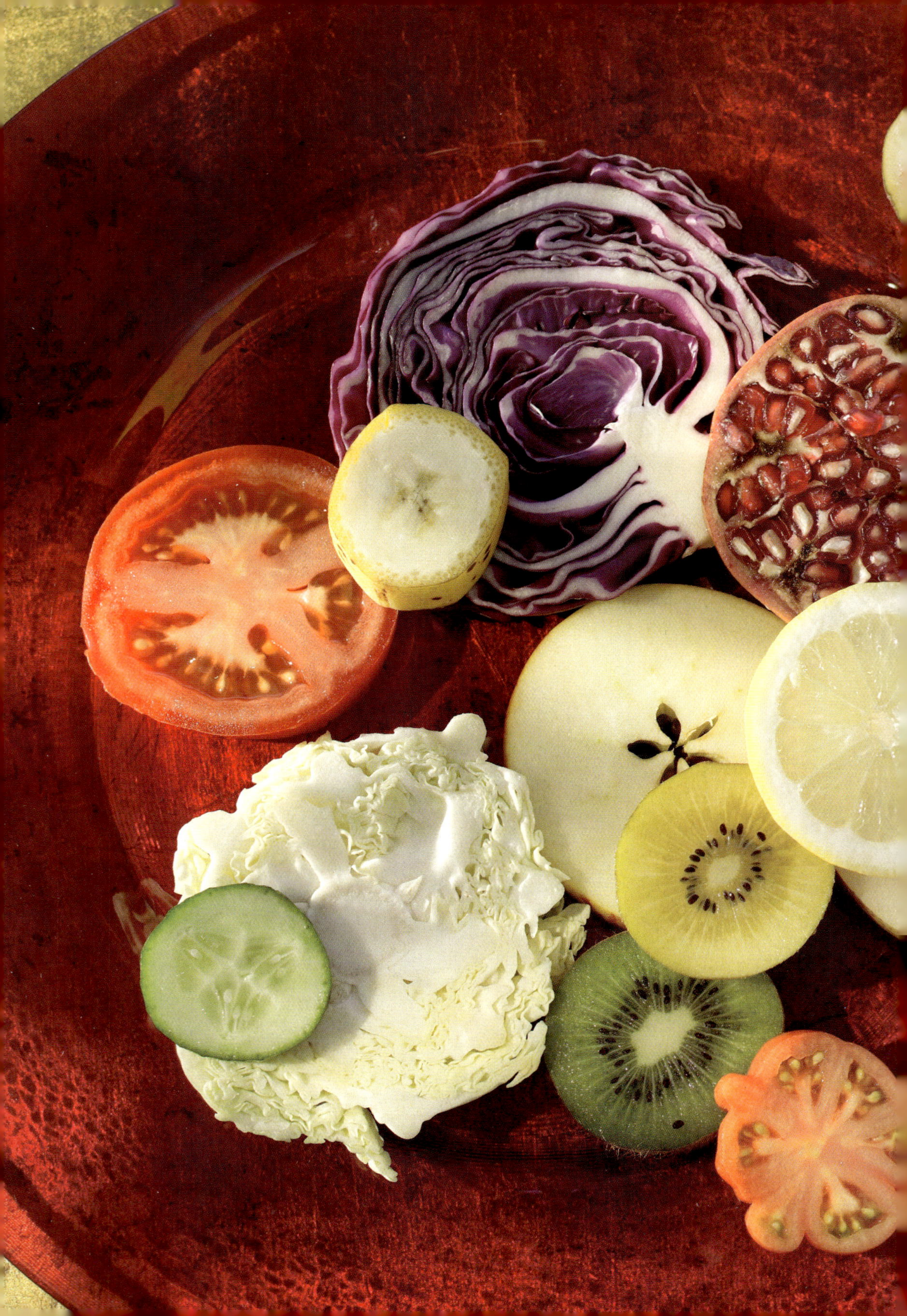

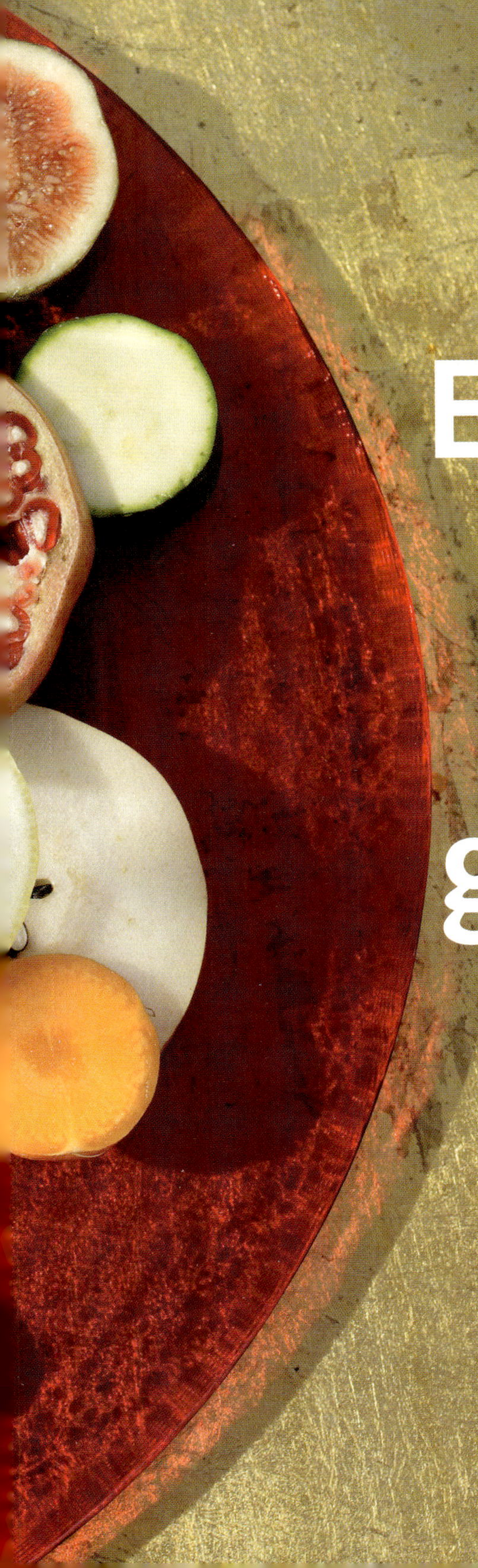

Gesunde Ernährung und Nahrungsergänzungsmittel

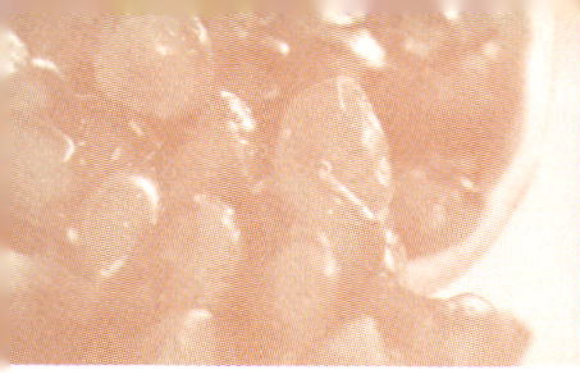

Gesund essen mit Genuss

Es stellen sich die beiden Fragen: Braucht man eine Extraportion an Mikronährstoffen durch Nahrungsergänzungsmitteln? Reicht denn eine ausgewogene Ernährung nicht aus?

Es herrscht nach wie vor oft Unklarheit, wie eine gesunde Ernährung heute aussehen soll. Dabei sind sich die Ernährungswissenschaftler in einigen Punkten durchaus einig. Die Deutsche Gesellschaft für Ernährung DGE hat hier eine einfache Zusammenfassung von zehn Regeln formuliert, die Ihnen helfen, genussvoll und gesundheitserhaltend zu essen.

Vielseitig und frisch

Je abwechslungsreicher und frischer Sie Ihren Speiseplan gestalten, desto unwahrscheinlicher ist es, dass Sie einen Mangel an Biostoffen erleiden.

10 Regeln der gesunden Ernährung

1. Vielseitig essen

Genießen Sie die Lebensmittelvielfalt. Merkmale einer ausgewogenen Ernährung sind abwechslungsreiche Auswahl, geeignete Kombination und angemessene Menge nährstoffreicher und energiearmer Lebensmittel.

2. Reichlich Getreideprodukte – und Kartoffeln

Brot, Nudeln, Reis, Getreideflocken, am besten aus Vollkorn, sowie Kartoffeln enthalten kaum Fett, aber reichlich Vitamine, Mineralstoffe, Spurenelemente sowie Ballaststoffe und sekundäre Pflanzenstoffe. Verzehren Sie diese Lebensmittel mit möglichst fettarmen Zutaten.

3. Gemüse und Obst – »Nimm 5 am Tag«

Genießen Sie fünf Portionen Gemüse und Obst am Tag (also etwa 400 bis 600 Gramm), möglichst frisch, nur kurz gegart oder auch eine Portion als Saft – idealerweise zu jeder Hauptmahlzeit und auch zwischendurch: Damit werden Sie reichlich mit Vitaminen, Mineralstoffen sowie Ballaststoffen und sekundären Pflanzenstoffen (z. B. Carotinoiden, Flavonoiden) versorgt – das Beste, was Sie für Ihre Gesundheit tun können.

4. Täglich Milch und Milchprodukte

Essen Sie jeden Tag Milch und Milchprodukte, ein- bis zweimal in der Woche Fisch; Fleisch, Wurstwaren sowie Eier in Maßen. Diese Lebensmittel enthalten wertvolle Nährstoffe, wie z. B. Calcium in Milch, Jod, Selen und Omega-3-Fettsäuren in Seefisch. Fleisch ist wegen des hohen Beitrags an verfügbarem Eisen und an den Vitaminen B1, B6 und B12 vorteilhaft. Mengen von 300 bis 600 Gramm Fleisch und Wurst pro Woche reichen hierfür aus. Bevorzugen Sie fettarme Produkte, vor allem bei Fleischerzeugnissen und Milchprodukten.

Gegen zu viele Kilos

Achten Sie vor allem bei Milch, Milchprodukten, wie Joghurt oder Käse, sowie bei Wurst und Fleischwaren auf den Fettgehalt.

5. Wenig Fett und fettreiche Lebensmittel

Fett liefert lebensnotwendige (essenzielle) Fettsäuren und fetthaltige Lebensmittel enthalten auch fettlösliche Vitamine. Fett ist besonders energiereich, daher kann zu viel Nahrungsfett Übergewicht fördern, möglicherweise auch Krebs. Zu viele gesättigte Fettsäuren (kommen vorwiegend in tierischen Lebensmitteln vor) fördern langfristig die Entstehung von Herz-Kreislauf-Krankheiten.

Bevorzugen Sie pflanzliche Öle und Fette (z. B. Raps- und Sojaöl und daraus hergestellte Streichfette). Achten Sie auf unsichtbares Fett, das in Fleischerzeugnissen, Milchprodukten, Gebäck und Süßwaren sowie in Fastfood- und Fertigprodukten meistens reichlich enthalten ist. Insgesamt 60 bis 80 Gramm Fett pro Tag sind genug.

6. Zucker und Salz in Maßen

Verzehren Sie Zucker und Lebensmittel bzw. Getränke, die mit verschiedenen Zuckerarten (z. B. Glucosesirup) hergestellt wurden, nur gelegentlich. Würzen Sie kreativ mit Kräutern und Gewürzen und nur mit wenig Salz. Bevorzugen Sie jodiertes Speisesalz oder Meersalz.

7. Reichlich Flüssigkeit

Wasser ist absolut lebensnotwendig! Trinken Sie ca. 1,5 Liter Flüssigkeit jeden Tag. Bevorzugen Sie Wasser (ohne oder mit wenig Kohlensäure) und andere kalorienarme Getränke. Alkoholika sollten nur selten und nur in kleinen Mengen konsumiert werden.

8. Schmackhaft und schonend zubereiten

Garen Sie die jeweiligen Speisen bei möglichst niedrigen Temperaturen, soweit es geht kurz, mit wenig Wasser und wenig Fett – das erhält den natürlichen Geschmack, schont die Nährstoffe und verhindert die Bildung schädlicher Verbindungen.

9. Nehmen Sie sich Zeit, genießen Sie Ihr Essen

Bewusstes Essen hilft, richtig zu essen. Auch das Auge isst mit. Lassen Sie sich Zeit beim Essen. Das macht Spaß, regt an, vielseitig zuzugreifen, und fördert das Sättigungsempfinden.

10. Achten Sie auf Ihr Gewicht und bleiben Sie in Bewegung

Ausgewogene Ernährung, viel körperliche Bewegung und Sport (30 bis 60 Minuten pro Tag) gehören zusammen. Mit dem richtigen Körpergewicht fühlen Sie sich wohl und fördern Ihre Gesundheit!

Wenig Salz, wenig Zucker, dafür viel Wasser und wertvolle naturreine Pflanzenöle – Grundregeln für eine gesunde Ernährung.

Wenn Sie alle der oben genannten Tipps der DGE an den meisten Tagen der Woche umsetzen und keine zusätzlichen Stressfaktoren wie Rauchen, Medikamenteneinnahme, Krankheiten, Überlastung, Schlaflosigkeit, Schwangerschaft oder Stillzeit Ihren Körper fordern, dann können Sie wahrscheinlich auf eine zusätzliche Zufuhr von Nährstoffen verzichten.

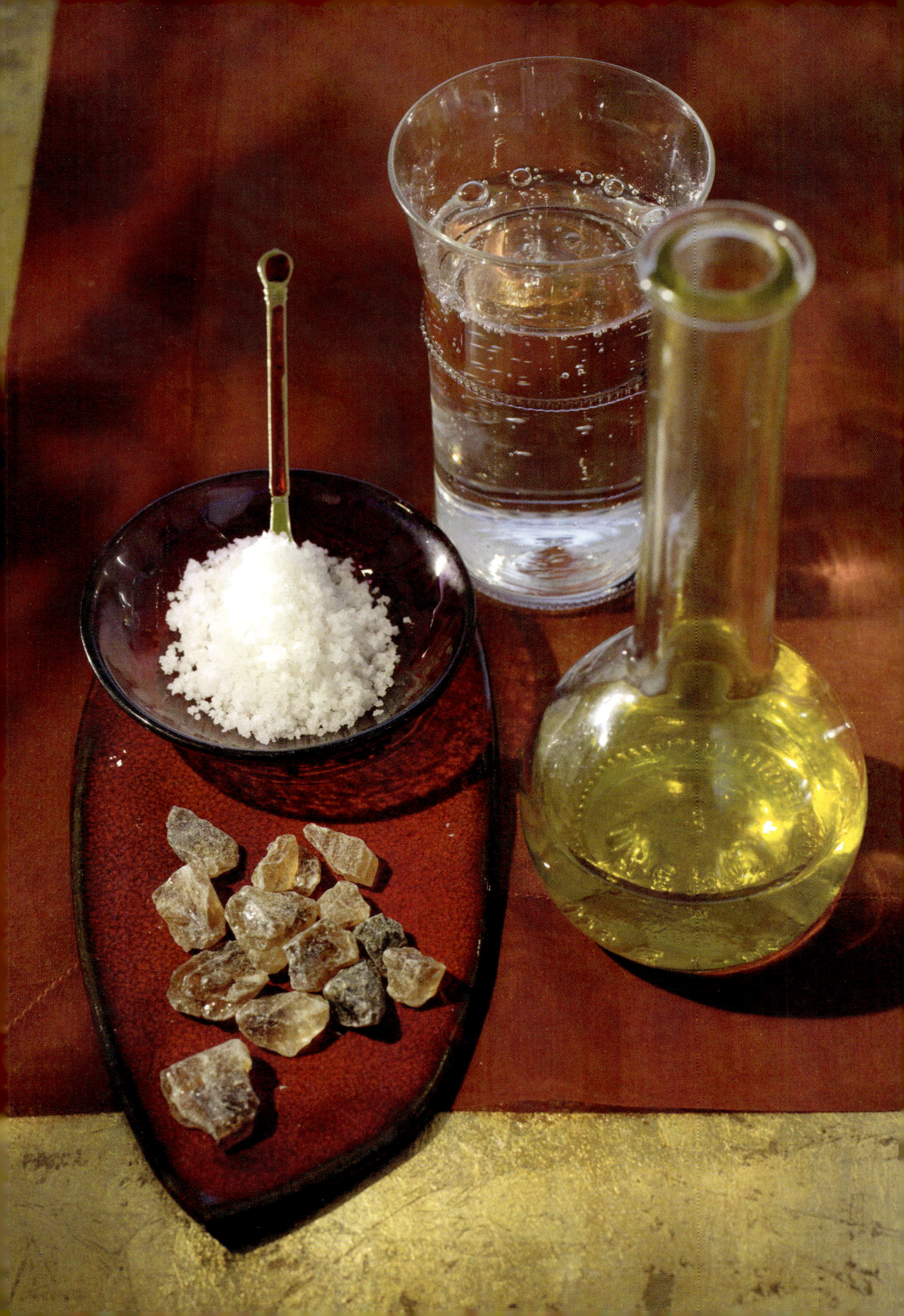

Wie Sie sich vitaminreich ernähren

Im Alltag ist es jedoch oft schwer, die ausreichende Menge an Obst und Gemüse, die vollwertigen Getreidemengen und die gesunde Menge an Milchprodukten in die Ernährung einzubauen. Hinzu kommt, dass heutzutage im Supermarkt in der Obst- und Gemüseabteilung kaum noch zu erkennen ist, in welcher Jahreszeit wir gerade leben. Denn es gibt ständig alle Sorten an Obst und Gemüse.

Tipp

Gemüse sollte nicht gewässert, sondern direkt vor der Zubereitung geputzt, gewaschen, zerkleinert und sofort verarbeitet werden. Lässt sich das Gemüse nicht roh verzehren, schont Dünsten oder Dämpfen die hitzeempfindlichen Vitamine C, B1, B2 und B6.

Vitaminverluste in der Nahrung

Doch viele Vitamine und sekundäre Pflanzenstoffe sind empfindlich gegenüber Hitze, Licht und Sauerstoff. Daher werden sie auf langen Transportwegen aus fernen Ländern, durch Zwischenlagern in warmen Räumen und unter Sonneneinstrahlung häufig zerstört. Aus diesem Grund empfehlen Experten wie die Deutsche Gesellschaft für Ernährung und der Bund für Umwelt und Naturschutz Deutschland (BUND), auf saisonales, erntefrisches, heimisches Obst und Gemüse zurückzugreifen. Um Ihren Vitamin-, Mineral- und Spurenelementenbedarf zu decken, sollten Sie mindestens etwa 500 Gramm Obst und Gemüse täglich verzehren. Leider schaffen das im Alltag die wenigsten von uns. Außerdem ist in den kalten Monaten die Auswahl an erntefrischem Obst und Gemüse eingeschränkt. Dementsprechend ist im Herbst und Winter die ausreichende Zufuhr an Vitaminen erschwert.

Wie ausgeprägt der Vitaminverlust durch Lagerung ist, hängt vom jeweiligen Vitamin und Gemüse ab.

- Vitamin C weist z. B. eine besonders große Empfindlichkeit auf.
- Bei Wurzelgemüse ist der Nährstoffverlust sehr viel geringer als bei Blattgemüse.
- In frischem Spinat nimmt der Vitamin-C-Gehalt beispielsweise nach zwei Tagen Lagerung bei 20 °C immerhin um 79 Prozent ab.

Erfolgt die Lagerung im Kühlschrank bei 3 bis 6 °C, beträgt der Verlust 33 Prozent. Falsche Lagertemperaturen oder unnötig lange Lager- und Zubereitungszeiten sowie ungünstige Kochmethoden können den Vitaminverlust weiter erhöhen.

Tipps für die vitaminreiche Ernährung

Zu den vitaminreichen Gemüsesorten, die hierzulande im Winter erhältlich sind, gehören Weiß-, Rot-, Rosen- und Grünkohl sowie Spinat und Kartoffeln. An Obst gibt es beispielsweise Äpfel und Birnen als Lagersorten. Wie DGE und BUND raten, sollten Obst und Gemüse erntefrisch gekauft und so schnell wie möglich verzehrt werden. Da viele Vitamine direkt unter der Schale sitzen, ist auf ein Schälen möglichst zu verzichten.

Tipp

Bei Obst- und Gemüsestücken für Salate vermindern ein paar Spritzer Zitrone oder Essig den Vitaminabbau durch oxidierenden Sauerstoff.

Wie gesund ist Tiefkühlkost?

Viele Menschen greifen im Winter als Alternative zu Frischgemüse auf Tiefkühlkost zurück, die sie entweder selbst eingefroren oder einfach fertig gekauft haben. Nach Ansicht der DGE sind Nährwert, Geschmack und Aussehen von Gemüse, das ohne Salz, Fett, Saucen o. Ä. tiefgekühlt und richtig gelagert wird, nahezu gleichwertig mit frischer Ware. Denn der Verlust der Vitamine kann durch das Tiefkühlen deutlich verzögert werden. Völlig verhindern lässt er sich allerdings nicht, er bleibt abhängig von der Temperatur und der Lagerdauer. So nimmt beispielsweise der Vitamin-C-Gehalt von grünen Bohnen oder Erbsen bei einer Lagerung zwischen 2 und 2 °C täglich um etwa sieben Prozent ab. Erfolgt die Lagerung bei –18 °C, sind nach vier Monaten hingegen noch nahezu 100 Prozent des Vitamin C erhalten, nach zwölf Monaten noch etwa 70 Prozent.

Wird das Gemüse selbst eingefroren, rät die DGE bei den meisten Sorten, es zuvor kurz zu blanchieren, um Farb- und Vitaminveränderungen zu mindern. Bei gekauften Produkten sollten Rohgemüse ohne Fertigsaucen bevorzugt werden, um unnötige Kalorien

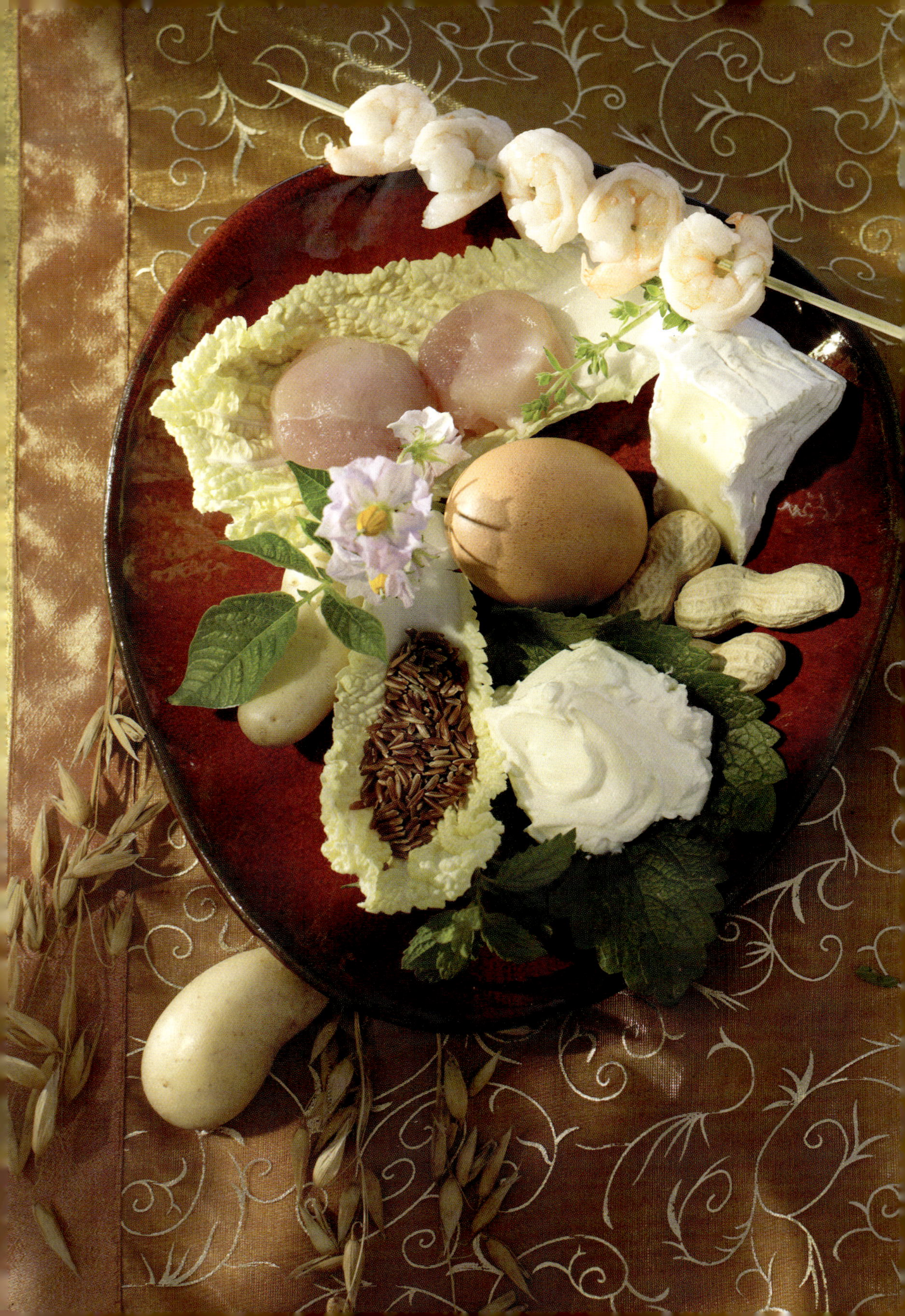

zu sparen. Die Lagerung erfolgt am besten in luftdicht abschließenden Gefäßen.

Gesunde Keimlinge

Als Vitaminspritzen z. B. im Winter oder bei erhöhtem Nährstoffbedarf empfiehlt die DGE zur Ergänzung der Nahrung Keimlinge oder Keimsprossen, also zarte Jungpflanzen, die gerade die Samenschale durchbrochen oder bereits einen dünnen Stängel gebildet haben: z. B. von Weizen, Mungo- oder Sojabohnen. Sie haben einen hohen Gehalt an Ballaststoffen und Vitaminen – insbesondere C, B1, B2, E und Niacin. Während sich einige Keime zum rohen Verzehr eignen (z. B. Mungobohne, Weizen, Roggen), sollten andere zuvor kurz blanchiert werden (z. B. Erbse, Sojabohne, Kichererbse).

Wann sind Nahrungsergänzungsmittel sinnvoll?

Wer aus verschiedenen Gründen wie Medikamenteneinnahme, Krankheit oder Leistungssport einen erhöhten Mikronährstoffbedarf hat, müsste dann eine noch größere Menge an Obst, Gemüse, Milchprodukten und vollwertigen Getreideprodukten verzehren. Daraus leitet sich die Schlussfolgerung ab, dass die Zufuhr vitamin- und vitalstoffreicher Nahrungsergänzungen einen hervorragenden Beitrag zur Verbesserung der Ernährungssituation leisten kann für alle diejenigen, die sicher sein möchten, ihrem Körper genug Mikronährstoffe zur Verfügung zu stellen.

Wer unsicher ist, ob er Nahrungsergänzungsmittel einnehmen soll und welche Produkte bzw. Mikronährstoffgemische wirklich qualitativ sinnvoll sind und individuell passend, der wendet sich am besten an einen Experten. Orthomolekularmediziner, Ökotrophologen, Ernährungsmediziner und Diätassistenten stehen Ihnen hier sicher gerne mit Rat und Tat zur Seite. Auf jeden Fall sollte man sich eine professionelle Beratung gönnen, denn schließlich geht es um Ihre Gesundheit.

Kartoffeln, Vollkornprodukte, Eier, mageres Fleisch, Fisch und Meeresfrüchte, Milch und Milchprodukte – dies alles gehört zu einem ausgewogenen vitaminreichen Speiseplan.

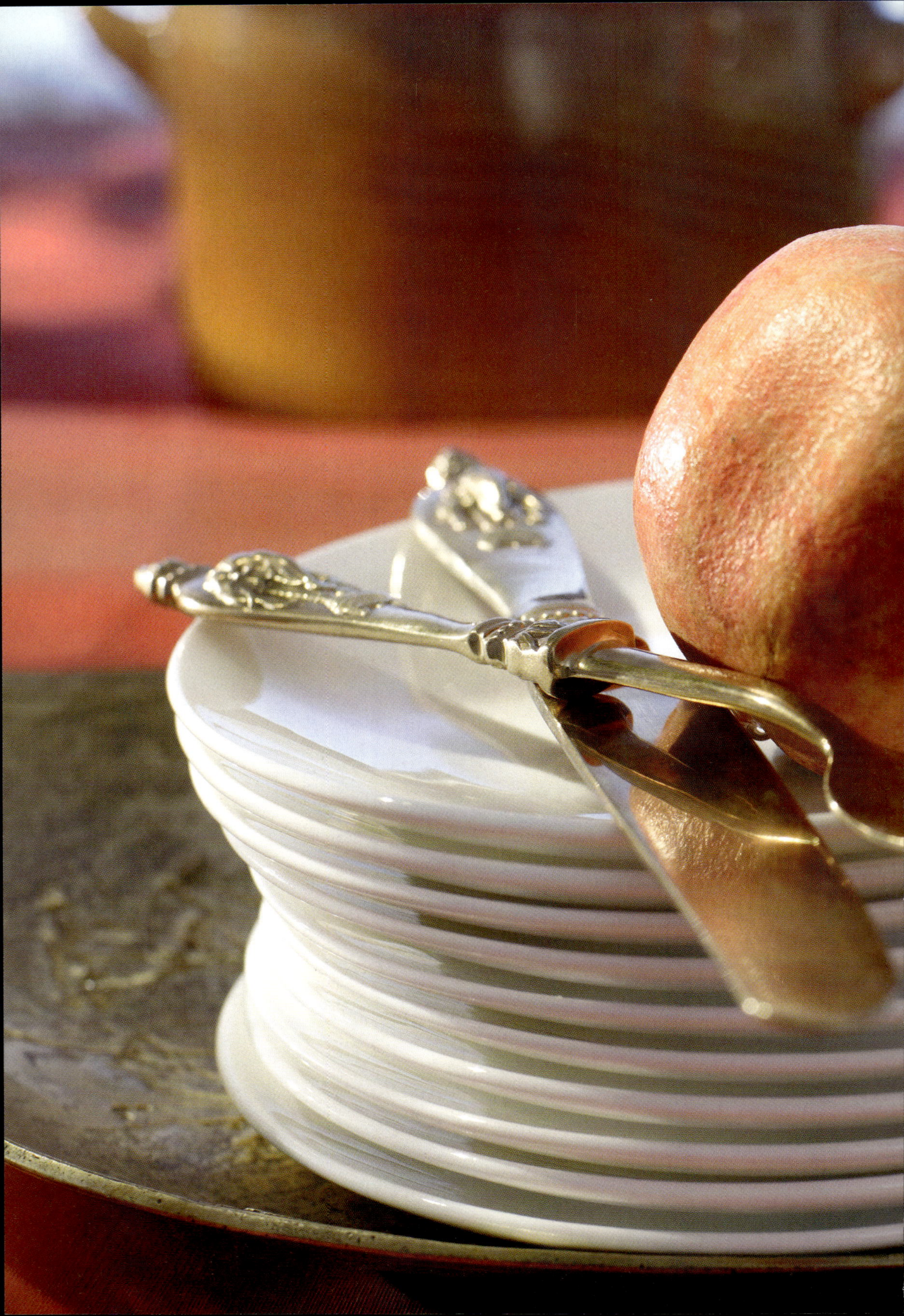

Gesunde Küche mit Granatäpfeln

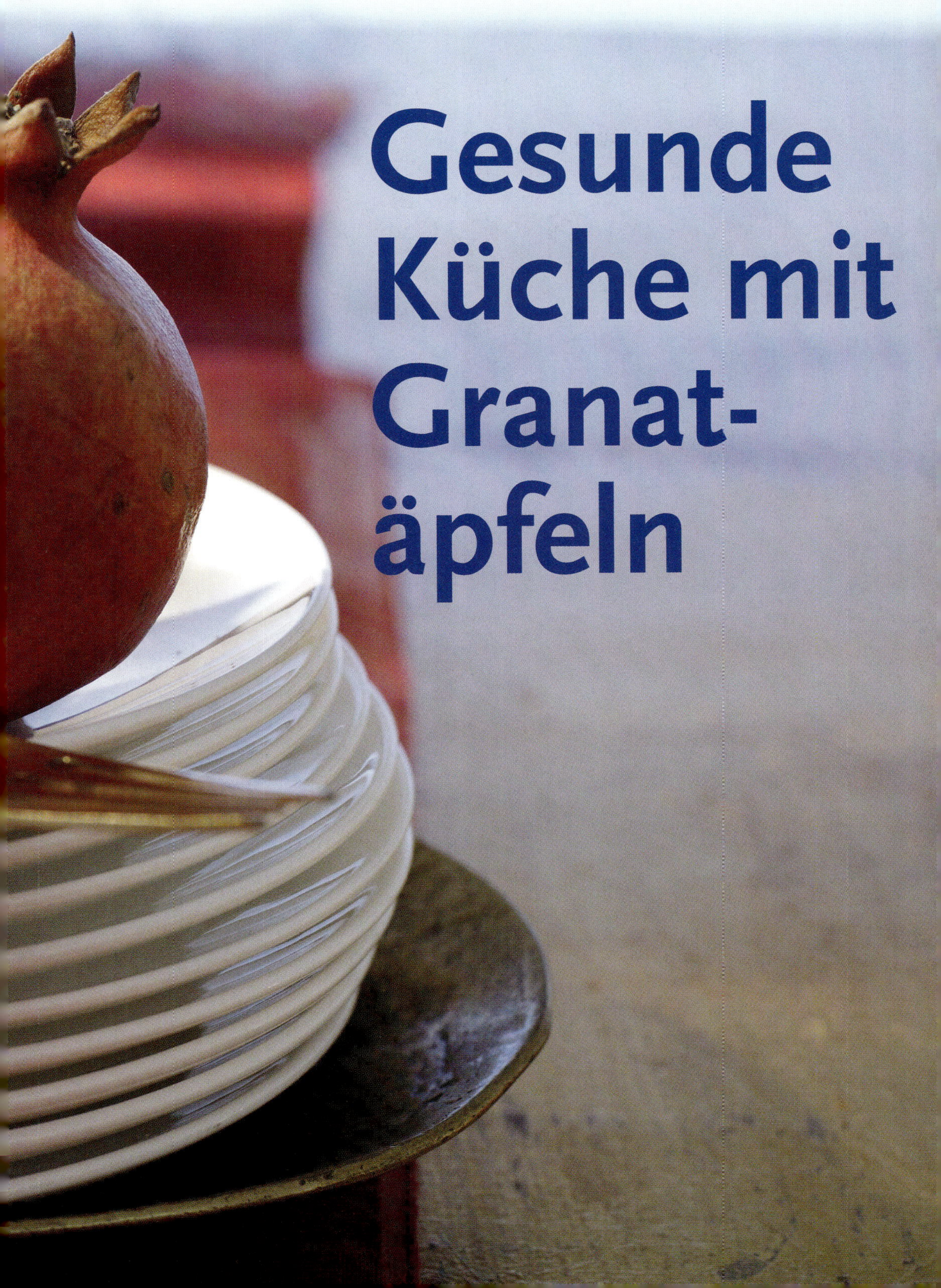

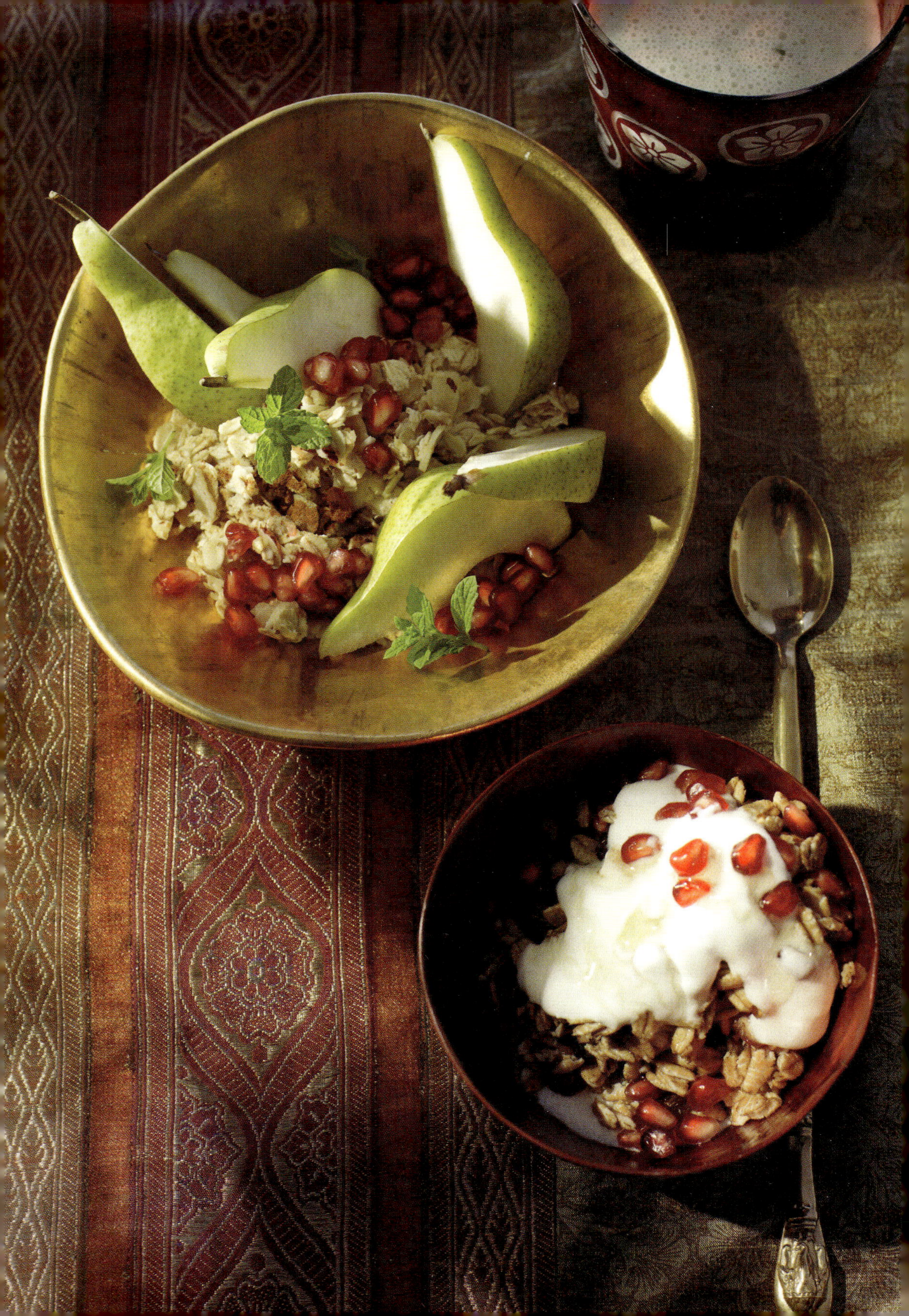

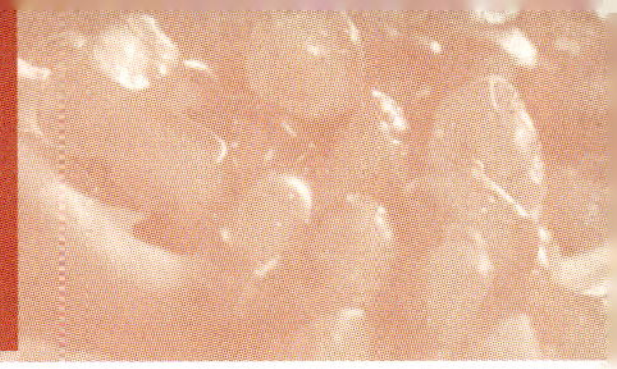

Birnen-Granatapfel-Porridge

Zutaten für 2 Portionen

400 ml Milch | 1 Prise Salz | 1 Prise Zimtpulver | 60 g kernige Haferflocken | 2 reife Birnen | 2 TL gehobelte Haselnüsse
2 EL Granatapfelkerne | 2 Zweige Zitronenmelisse

Zubereitung

1 | Milch mit Salz und Zimt aufkochen. Haferflocken einrühren, vom Herd nehmen und etwa 3 Minuten lang quellen lassen.

2 | Birnen waschen, entkernen und das Fruchtfleisch in dünne Spalten schneiden. Haferporridge mit Birnenspalten, Haselnüssen und Granatapfelkernen in 2 Schälchen anrichten. Mit Zitronenmelisse garnieren.

Kerne auslösen

Den Granatapfel rundherum etwas drücken, sodass sich schon die Kerne etwas von der Schale lösen, dann aufbrechen und die fruchtigen Kerne mit einem Teelöffel vorsichtig herauslösen.

Dinkel-Granatapfel-Müsli

Zutaten für 2 Personen

2 EL Rosinen | 4 EL Orangensaft | 400 g Dickmilch | 1 Prise Zimtpulver | 2 EL Honig | 10 EL Dinkelflocken | 2 EL Granatapfelkerne

Zubereitung

1 | Rosinen kurz mit heißem Wasser abbrausen und mit Orangensaft vermischen. Dickmilch mit Zimt und Honig verrühren.

2 | Dinkelflocken in zwei Schälchen geben. Granatapfelkerne, Rosinen und Dickmilchmischung darüber verteilen. Sofort servieren.

Damit fängt der Tag gut an: Birnen-Granatapfel-Porridge (oben) und Dinkel-Granatapfel-Müsli (unten).

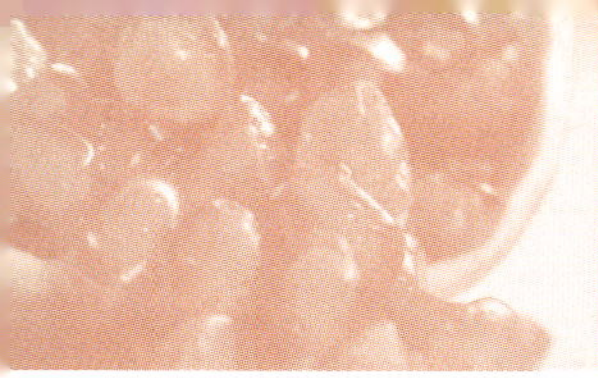

Currytofu mit Chiliananas auf Vollkorntoast

Zutaten für 2 Personen

200 g Biotofu | 1 Babyananas | 1 rote Chilischote | 1 Lauchzwiebel
1 Granatapfel | 2 EL Zitronensaft | 1 TL Currypulver | Jodsalz
Pfeffer aus der Mühle | 1 EL Sesamöl | 100 g Jogurt | 2 EL Rosinen
4 Scheiben Vollkorntoast

Tipp

Wenn Sie keine Babyananas erhalten, können Sie auch eine »normale« Ananas vrewenden. Sie benötigen dann allerdings nur ein Viertel davon.

Zubereitung

1 | Bio-Tofu in feine Streifen schneiden. Babyananas schälen, eventuell »Augen« herausschneiden und das Fruchtfleisch ebenfalls in Würfel schneiden.

2 | Chilischote waschen, entkernen und sehr klein hacken. Lauchzwiebel waschen, putzen und in dünne Ringe schneiden. Granatapfel aufbrechen und die Kerne herauslösen.

3 | In einer Schüssel den frisch gepressten Zitronensaft, Chilischote und Gewürze mit dem Salz verrühren. Tofustreifen dazugeben, alles gut durchmischen und den Tofu 5 Minuten lang marinieren lassen.

4 | Sesamöl in einer Pfanne erhitzen und den marinierten Tofu darin unter Wenden rundherum 5 Minuten braten.

5 | Die übrige Tofumarinade mit Jogurt verrühren und den gebratenen Tofu mit Ananaswürfeln, Rosinen, Granatapfelkernen und Lauchzwiebeln untermischen. Toastscheiben rösten und die Tofumischung darauf anrichten.

Granatapfel-Crostini mit Oliven und Tomaten

Zutaten für 4 Personen

1 Bund glatte Petersilie | 1 Bund Basilikum | 5 grüne Oliven
50 g Walnüsse | 4 Tomaten | 1 EL Tomatenmark | 1 Knoblauchzehe
Jodsalz | Pfeffer aus der Mühle | 2 EL Olivenöl | 16 Baguettescheiben | 4 EL Granatapfelkerne

Zubereitung

1 | Backofen auf 220 °C vorheizen. Petersilie und Basilikum waschen, trockenschütteln, Stiele entfernen und die Blättchen fein hacken. Grüne Oliven entsteinen und ebenfalls klein hacken.

2 | Walnüsse in einer Pfanne ohne Fettzugabe anrösten, aus der Pfanne nehmen und klein hacken. Tomaten in kochendem Wasser kurz blanchieren, abziehen, vierteln, entkernen und das Fruchtfleisch in kleine Würfel schneiden.

3 | Tomatenwürfel mit der Hälfte der Walnüsse, Petersilie, Tomatenmark, Basilikum und Oliven mischen. Knoblauch abziehen und durch eine Knoblauchpresse dazudrücken. Das Ganze mit Salz und Pfeffer aus der Mühle abschmecken.

4 | Backblech mit Backpapier belegen, mit Öl bestreichen. Baguette darauflegen und im Ofen auf der obersten Schiene anrösten.

5 | Brotscheiben herausnehmen, Tomatenmischung und Granatapfelkerne darauf verteilen und sofort servieren.

Info

Die Original-Crostini sind eine beliebte italienische Vorspeise, die auch gelegentlich einfach zu einem guten Glas Wein serviert wird.

Zitrusfrüchtesalat mit Granatapfelsaft und Koriander

Zutaten für 4 Personen

2 rosa Grapefruits | 1 gelbe Grapefruit | 1 Bio-Zitrone | 2 Navelorangen | 1 Limette | 10 Dattel- oder Kirschtomaten | 1 rote Zwiebel
50 ml Orangensaft | 2 EL Keimöl | 1 TL Granatapfelsaft | 1 EL Zucker | Fleur de Sel (Meersalz) | 1 EL Aprikosenkerne | 2 EL Granatapfelkerne | 4 Stängel Koriander | gestoßener Pfeffer

Zubereitung

1 | Zitrusfrüchte oben und unten begradigen, auf die Arbeitsfläche stellen und so dick abschälen, dass die weiße Haut ganz entfernt ist. Die Früchte auf die Seite legen und anschließend in Scheiben schneiden.

2 | Salatteller dekorativ mit den Fruchtscheiben auslegen. Tomaten waschen und in Scheiben schneiden. Zwiebel abziehen, in dünne Ringe schneiden und mit den Tomaten über den Fruchscheiben verteilen.

3 | Aus Orangensaft, Keimöl, Granatapfelsaft, Zucker und Salz ein süßsaures Dressing anrühren und kräftig abschmecken. Dressing über die Zitrusfrüchte und Tomaten gießen und 15 Minuten lang ziehen lassen.

4 | Den Zitrusfrüchtesalat vor dem Servieren mit Aprikosen- und Granatapfelkernen bestreuen. Mit frischen Korianderblättchen garnieren und gestoßenen Pfeffer darüberstreuen.

Die reinste Vitaminbombe: der Zitrusfrüchtesalat mit Granatapfelsaft und Koriander.

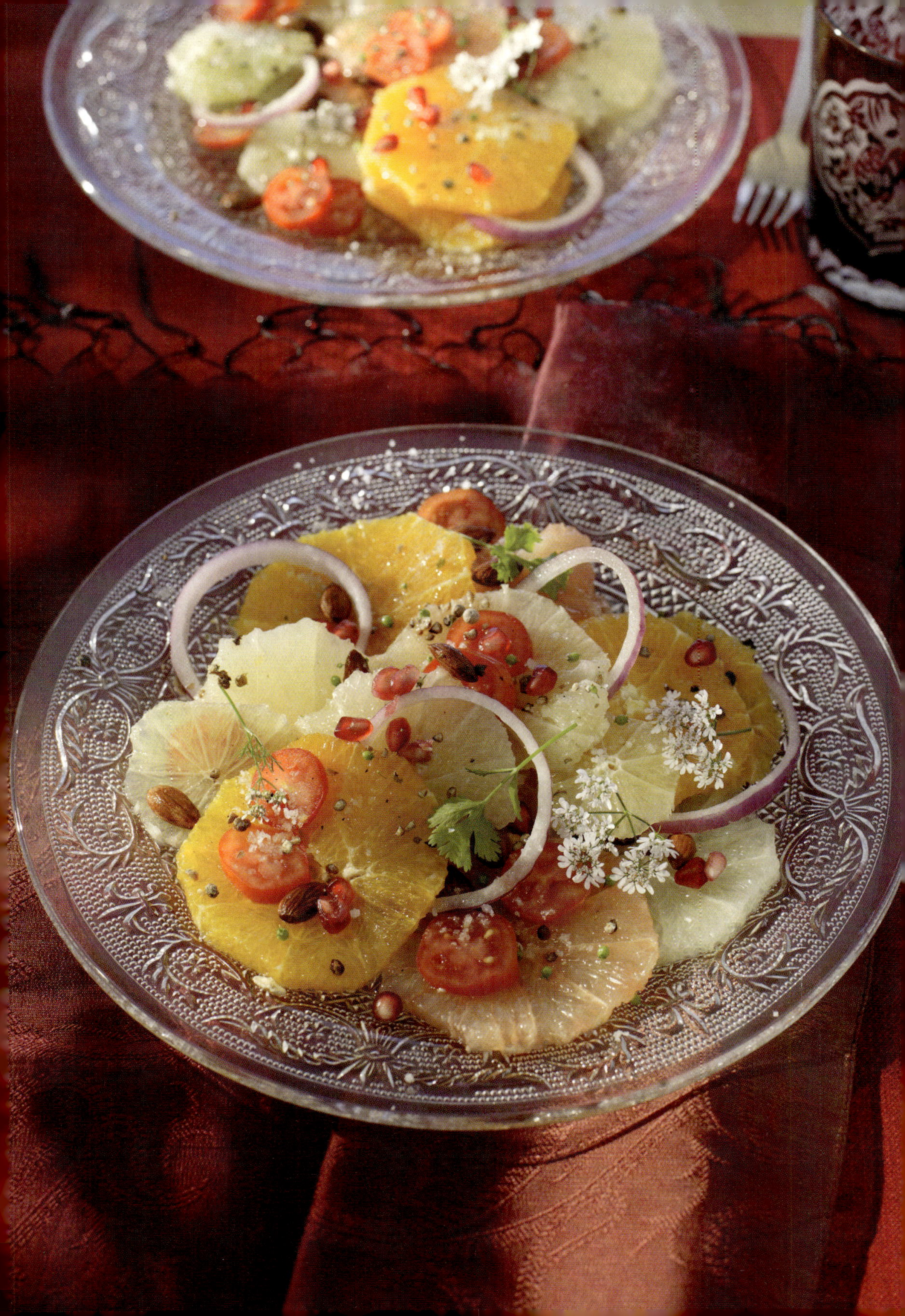

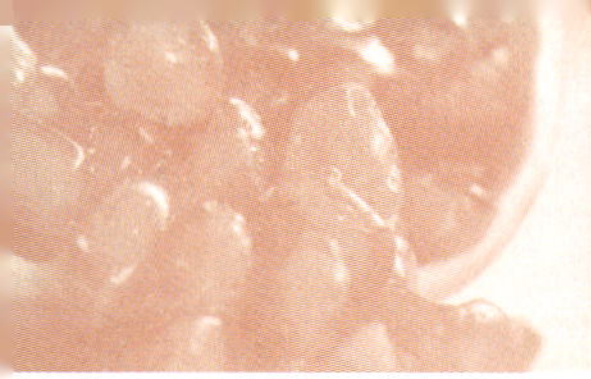

Exotischer Eisbergsalat mit gebratenem Red Snapper

Zutaten für 4 Personen

2 rote Zwiebeln | 1 Eisbergsalat | 4 Stängel Basilikum | 8 Kumquats
Jodsalz | Zucker | 2 Limetten | 1 TL Rohrzucker | 2 EL süße Chilisauce (Fertigprodukt) | 400 g Red-Snapper-Filet mit Haut
2 EL Olivenöl | 2 EL Granatapfelkerne

Info

Der Red Snapper (Roter Schnapper) ist ein wohlschmeckender Schwarmfisch, der vorwiegend an der amerikanischen Atlantikküste und im Golf von Mexiko beheimatet ist.

Zubereitung

1 | Zwiebeln abziehen und in Ringe schneiden. Salat putzen, Blätter in mundgerechte Stücke teilen, kurz abbrausen, trockenschleudern.

2 | Basilikum waschen und Blätter abzupfen. Kumquats heiß waschen, abtrocknen, in dünne Scheiben schneiden und mit je 1 kräftigen Prise Salz und Zucker vermischt 15 Minuten beiseite stellen.

3 | Limetten auspressen und den Saft mit Rohrzucker, Chilisauce und wenig Salz zu einem Dressing verrühren. Den Backofengrill auf 240 °C vorheizen. Fischfilets kalt abbrausen, trockentupfen, in ca. 3 Zentimeter breite Streifen schneiden, leicht salzen und mit Olivenöl bestreichen. Fischstreifen mit der Haut nach oben in eine mit Öl ausgestrichene Gratinform legen und das Ganze etwa 5 Minuten lang unter dem heißen Grill knusprig garen.

4 | Inzwischen Salat, Basilikum, Zwiebelringe und Kumquatsscheiben mit dem Dressing mischen, auf Teller verteilen und den gegrillten Snapper obenauflegen. Zum Schluss Granatapfelkerne darüber verteilen.

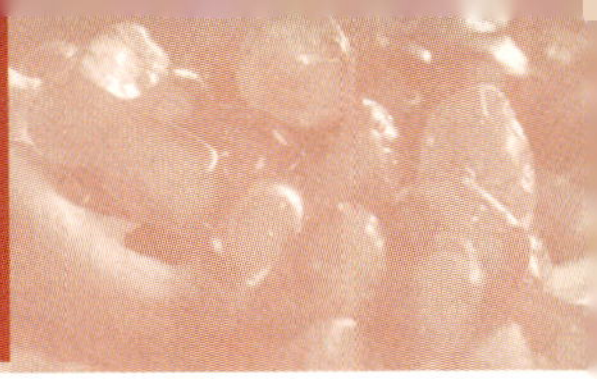

Blattsalate mit weißen Bohnen und Comté-Käseröllchen

Zutaten für 4 Personen

500 g gemischte Blattsalate (Pflücksalate, Rote Bete, Mangold, Löwenzahn, Rucola, Kresse) | 1 Zucchini | Fleur de Sel (Meersalz)
1 EL Olivenöl | 50 ml Olivenöl | Saft von 2 Zitronen | 1 Messerspitze Ingwerpulver | Pfeffer aus der Mühle | Zucker | 4 Tomaten
2 Lauchzwiebeln | 400 g weiße Bohnen (Glas) | 16 Scheiben Comté
16 Schnittlauchstängel | 2 EL Granatapfelkerne

Zubereitung

1 | Blattsalate verlesen, putzen, waschen und trockenschleudern. Zucchini waschen, in dünne Scheiben schneiden und salzen. Olivenöl in einer Pfanne erhitzen und Zucchinischeiben darin von beiden Seiten anbraten. Herausnehmen und abkühlen lassen.

2 | Für das Dressing Olivenöl, Zitronensaft, Ingwer, Salz, Pfeffer, Zucker und 2 EL lauwarmes Wasser mit dem Schneebesen in einer Schüssel so lange rühren, bis eine sämige Sauce entstanden ist.

3 | Tomaten waschen und in Spalten schneiden. Lauchzwiebeln putzen, waschen und in sehr feine Ringe schneiden. Blattsalate, Zucchini, Tomaten, Lauchzwiebeln und weiße Bohnen mit dem Dressing anmachen und auf Tellern anrichten.

4 | Aus den Käsescheiben Röllchen formen, nach Belieben mit einem Schnittlauch umwickeln und eine kleine Schleife binden. Käseröllchen dazusetzen und Granatapfelkerne darüberstreuen.

Info

Der Comté ist ein Rohmilchkäse aus der französischen Region Franche-Comté. Sein kräftig-würziger Geschmack erinnert an den Schweizer Greyerzer-Käse.

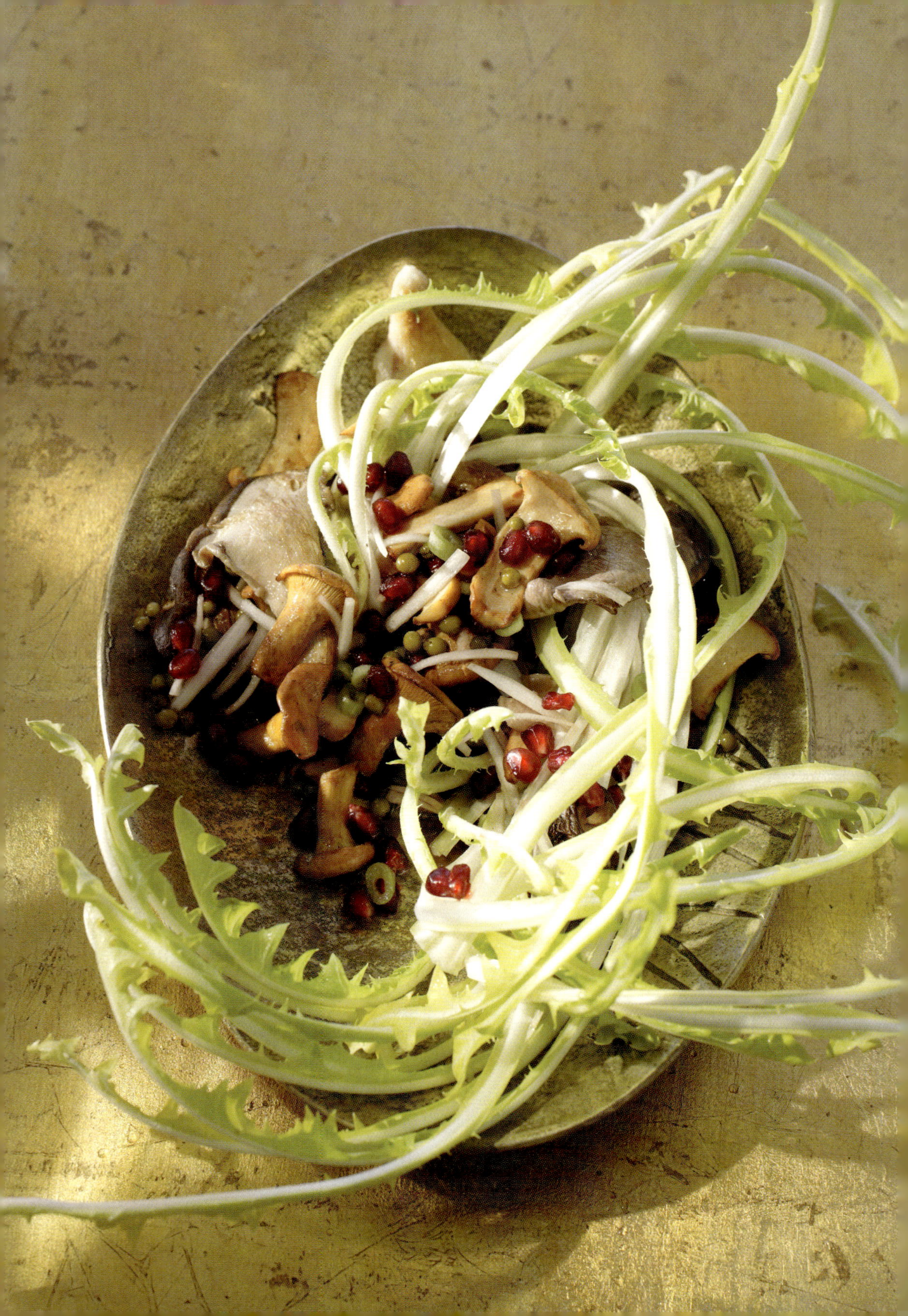

Löwenzahn-Granatapfel-Salat mit Ingwer und Pilzen

Zutaten für 4 Personen

2 EL weißer Balsamicoessig | 1 TL Granatapfelsaft | Salz | weißer Pfeffer | 1 Messerspitze Currypulver | 5 EL Pflanzenöl | 2 Bund gelber französischer Löwenzahn | 200 g Pilze (z. B. Pfifferlinge, Austernpilze, Shiitake) | Fleur de Sel (Meersalz) | 1 EL grüne, eingelegte Pfefferkörner | 2 EL Granatapfelkerne | 1 Lauchzwiebel

Zubereitung

1 | Für das Dressing weißen Balsamico mit Granatapfelsaft, Salz, weißem Pfeffer und Curry verrühren. 4 EL des Pflanzenöls dazugeben und aufschlagen.

2 | Löwenzahnblätter in einer Schüssel mit lauwarmem Wasser waschen, herausnehmen, gut abtropfen lassen und mit dem Dressing anmachen.

3 | Pilze putzen, in Stücke schneiden und mit Salz und Pfeffer würzen. In einer beschichteten Pfanne in 1 EL Pflanzenöl kurz von beiden Seiten braten.

4 | Marinierten Löwenzahn auf Teller verteilen und die Pilze daraufsetzen. Mit Fleur de Sel, grünem Pfeffer und Granatapfelkernen bestreuen.

5 | Lauchzwiebel putzen, waschen, in dünne Scheiben schneiden und ebenfalls darüber verteilen.

Als Vorspeise und Beilage geeignet: der Löwenzahn-Granatapfel-Salat mit Ingwer und Pilzen.

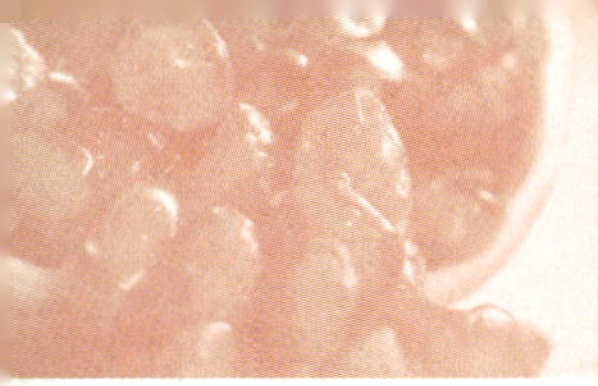

Zucchini-Möhren-Röllchen mit Granatapfel-Minze-Marinade

Zutaten für 2 Personen

2 Möhren | 2 Zucchini | etwas Öl zum Bepinseln | Fleur de Sel (Meersalz) | Pfeffer aus der Mühle | 1 Bio-Orange | 2 Stängel Minze
1 EL Granatapfelmuttersaft (Reformhaus) | 2 EL Olivenöl
1 Prise Zucker

Zubereitung

1 | Möhren putzen, schälen, Zucchini waschen und putzen. Beides der Länge nach in ca. 3 Millimeter dünne Scheiben schneiden (am besten mit einer Aufschnittmaschine oder einem Gemüsehobel).

2 | Möhren- und Zucchinischeiben mit Öl bepinseln und auf einem heißen Grill oder in einer Grillpfanne auf jeder Seite 2 bis 3 Minuten lang grillen. Anschließend mit Salz und Pfeffer würzen. Je 1 gegrillte Möhren- und Zucchinischeibe aufeinanderlegen und einrollen. Röllchen mit einem Holzspießchen feststecken und nebeneinander hochkant in eine tiefe Schale setzen.

3 | Orange waschen, Schale abreiben. Frucht halbieren, Saft auspressen. Minze abbrausen, trockenschütteln, Blättchen abzupfen und in feine Streifen schneiden.

Augenweide und Gaumenschmaus: Zucchini-Möhren-Röllchen mit Granatapfel-Minze-Marinade.

4 | Granatapfelmuttersaft, Orangensaft und Olivenöl verquirlen, Orangenschale und Minze untermischen. Marinade mit Salz, Pfeffer und etwas Zucker würzen, über die Röllchen gießen. Die Röllchen vor dem Servieren etwa 30 Minuten marinieren lassen.

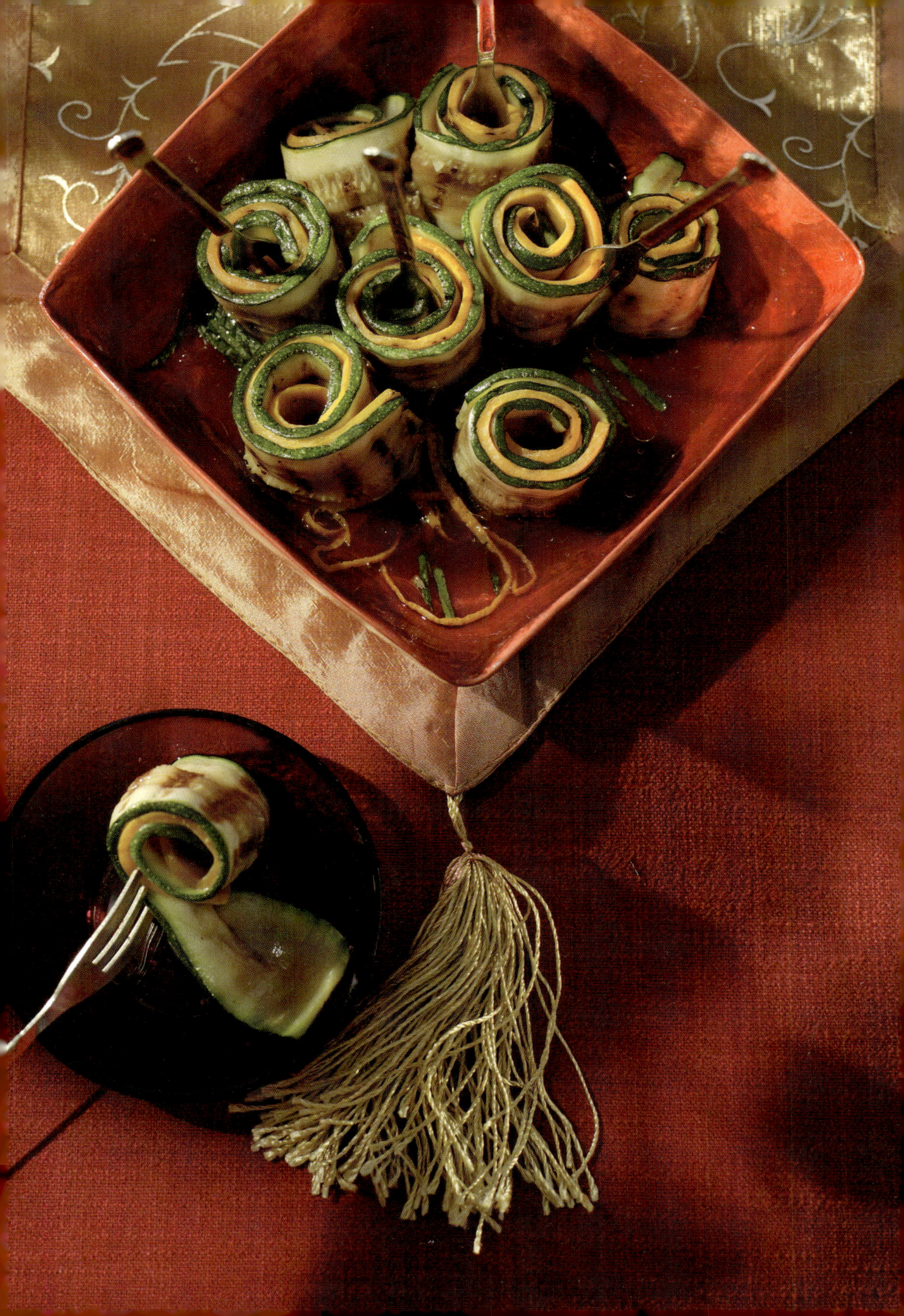

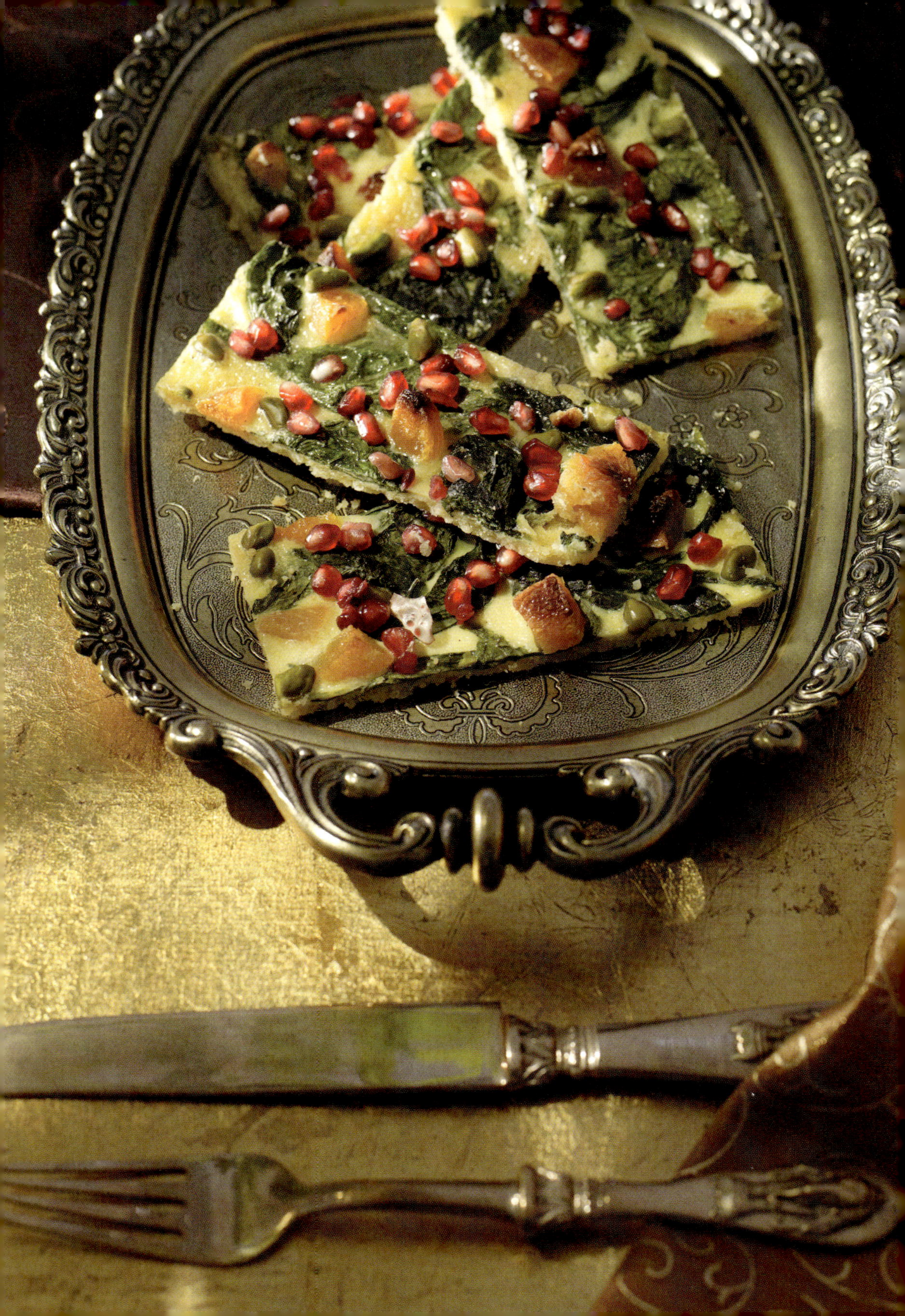

Spinat-Quiche mit Aprikosen und Granatapfelsaft

Zutaten für 4 Personen

100 g Mehl | 80 g gemahlene Mandeln | 1 TL Zucker | 1 TL Salz
120 g Butter | 2 Eigelbe | 100 g Blattspinat | 3 EL Aprikosenstücke
3 EL Pistazien | 150 g Schmand | 80 ml Milch | 1 EL Granatapfelmuttersaft | 3 Eier | Salz | Pfeffer | 2 EL Granatapfelkerne

Zubereitung

1 | Mehl in eine Schüssel sieben, Mandeln, Zucker und Salz dazugeben und vermischen. Butter in kleine Würfel schneiden und mit den Eigelben dazugeben. Alle Zutaten miteinander verkrümeln – mit den Fingerspitzen, damit der Teig nicht zu warm wird. Krümel kurz zu einem Ball kneten, in Folie wickeln und 30 Minuten im Kühlschrank ruhen lassen.

2 | In der Zwischenzeit ein Backblech mit Backpapier auslegen. Den Blattspinat auftauen lassen und gut ausdrücken. Den Backofen auf 180 °C vorheizen.

3 | Wenig Mehl auf einer Arbeitsplatte verteilen und den Teig darauf in Backblechgröße ausrollen. Teig aufs Backblech setzen und die Ränder leicht andrücken. Spinat, klein geschnittene Aprikosen und Pistazien darauf locker verteilen. Schmand mit Milch, Granatapfelsaft und Eiern verrühren. Mit Salz und Pfeffer kräftig abschmecken. Aufguss über den Zutaten verteilen und die Quiche im Ofen auf der mittleren Schiene 30 Minuten goldbraun backen. Herausnehmen, etwas ruhen lassen und mit den Granatapfelkernen bestreuen.

Für Gäste der Hit: die Spinat-Quiche mit Aprikosen und Granatapfelsaft.

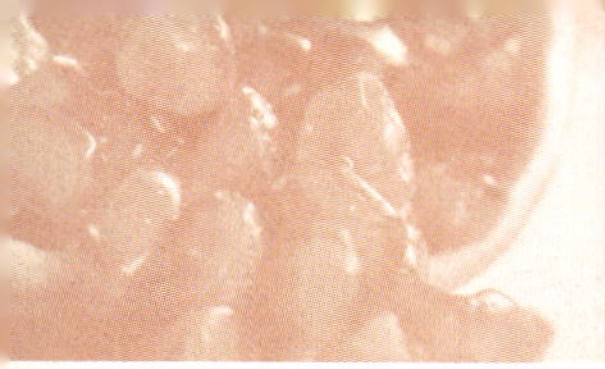

Orientalische Granatapfelpizza

Zutaten für 2 Personen

1 Zwiebel | 1 Knoblauchzehe | 2 Fleischtomaten | Salz | 1 EL getrocknetes Oregano | Pfeffer aus der Mühle | 1 EL Rapsöl
150 g Hackfleisch (Rind oder Lamm) | 1/2 TL Kardamompulver
1/2 TL Zimtpulver | 4 Shiitakepilze | 100 g Lauch | 100 g Comté
1 Paket fertiger Pizzateig | 2 EL Walnusskernhälften | 1 EL Cranberries | 12 milde Peperonischoten | 2 EL Granatapfelkerne

Zubereitung

1 | Den Backofen auf 180 °C vorheizen. Zwiebel abziehen und klein würfeln. Knoblauchzehe abziehen und durch eine Knoblauchpresse drücken. Tomaten in einem Mixer pürieren. Das Tomatenpüree mit Salz, Oregano und Pfeffer kräftig würzen.

2 | Rapsöl in einer Pfanne erhitzen und Zwiebelwürfel und Knoblauch darin anbraten. Hackfleisch dazugeben und mitbraten. Mit Kardamom, Zimt, Salz und Pfeffer abschmecken und das Ganze etwa 5 Minuten lang braten.

3 | Shiitakepilze und Lauch in dünne Scheiben schneiden. Käse reiben. Pizzateig auf ein mit Backpapier belegtes Backblech legen. Als Erstes das Tomatenmus daraufstreichen. Dann die Hackmischung, Walnüsse, Shiitakepilze, Lauch und Cranberries darauf verteilen.

Ein Märchen aus Tausendundeiner Nacht: die orientalische Granatapfelpizza.

4 | Zum Schluss Chilischoten und geriebenen Käse darüber verteilen. Das Ganze im Backofen etwa 20 Minuten lang backen, bis der Käse leicht gebräunt ist. Die fertige Pizza in Stücke schneiden und mit Granatapfelkernen bestreuen.

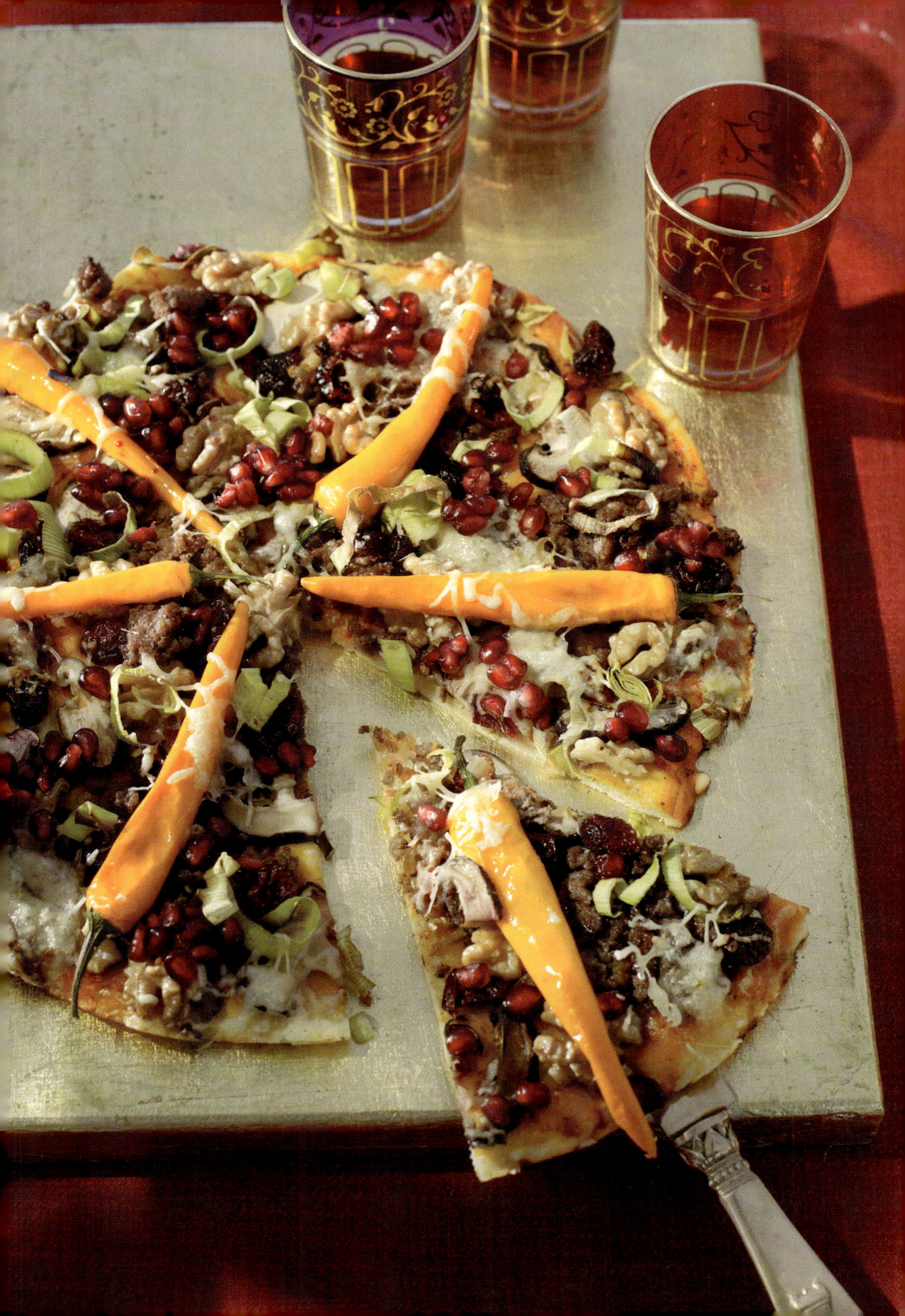

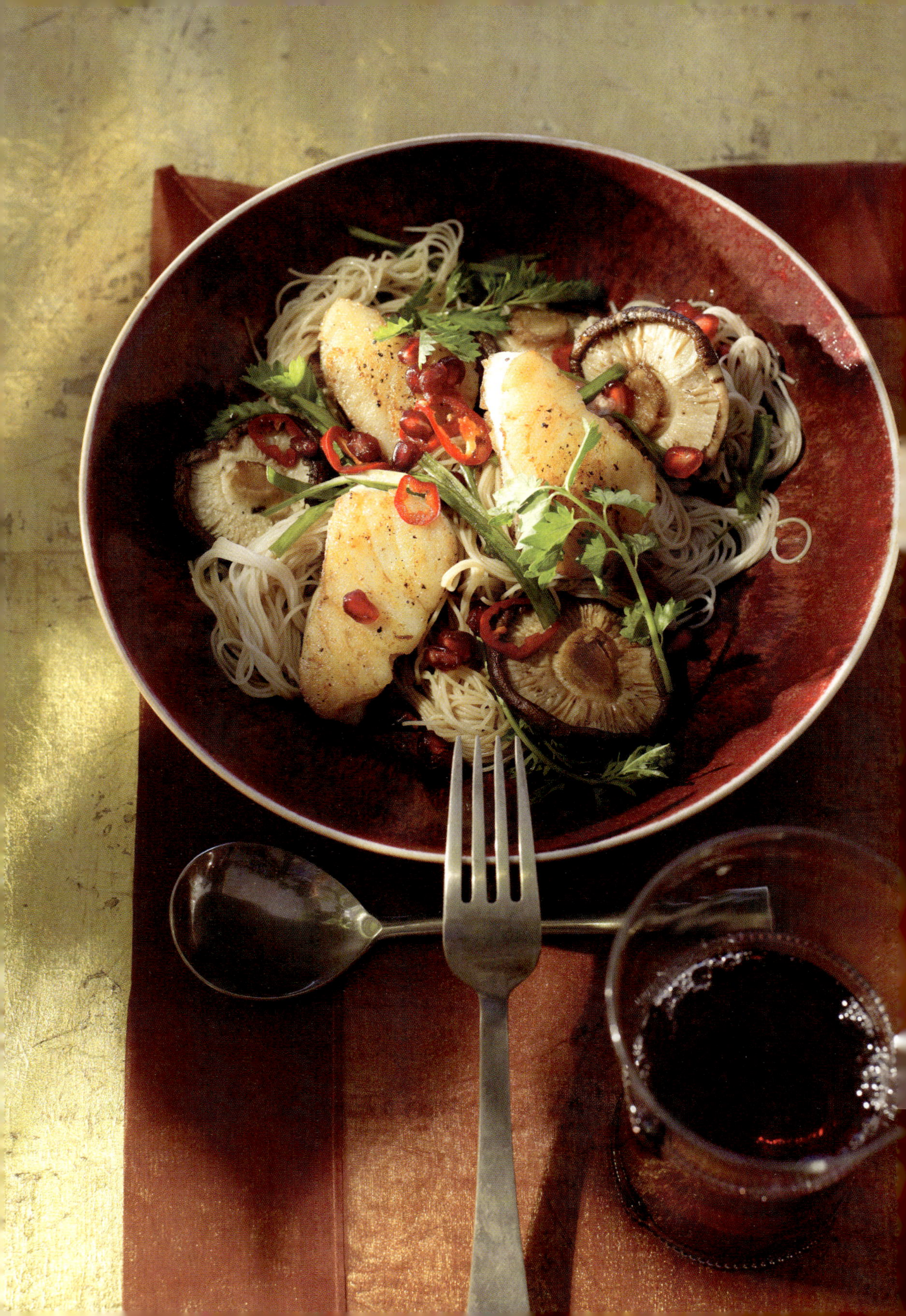

Reisnudeln mit Granatapfel und gebratenem Seelachs

Zutaten für 4 Personen

1 Knoblauchzehe | 1 cm Ingwerwurzel | 1 rote Chilischote
150 g Shiitakepilze | 2 Lauchzwiebeln | 250 g Reisnudeln
500 g Seelachsfilet | Fleur de Sel (Meersalz) | Pfeffer aus der Mühle
2 EL Sesamöl | 2 EL Sojasauce | 2 EL trockener Sherry | 1 EL gehackter Koriander | 2 Stängel Pimpinelle | 2 EL Granatapfelkerne

Zubereitung

1 | Knoblauchzehe abziehen, Ingwer schälen und beides durch eine Knoblauchpresse drücken. Chilischote putzen und in dünne Scheiben schneiden. Shiitakepilze mit Küchenkrepp abreiben. Lauchzwiebeln putzen, waschen und in Streifen schneiden. Reisnudeln nach Packungsanweisung in Salzwasser garen, in ein Sieb abschütten, kalt abschrecken und abtropfen lassen.

2 | Fischfilets kalt abbrausen, trockentupfen, in 8 gleiche Stücke schneiden und mit Salz und Pfeffer würzen. 1 EL Öl im Wok erhitzen. Fischfilets darin von beiden Seiten je 1 Minute braten, herausnehmen und warm stellen.

3 | Restliches Öl in den Wok geben, Knoblauch, Ingwer, Chili, Pilze und Lauchzwiebeln zugeben und 2 Minuten braten, dabei ständig rühren. Reisnudeln, Sojasauce, Sherry und Fisch dazugeben und kurz durchkochen lassen. Mit Sojasauce, wenig Salz und Pfeffer aus der Mühle abschmecken. Das Gericht anrichten und mit Koriander, Pimpinelle und Granatapfelkernen bestreuen.

Eine asiatische Köstlichkeit der besonderen Art: Reisnudeln mit Granatapfel und gebratenem Seelachs.

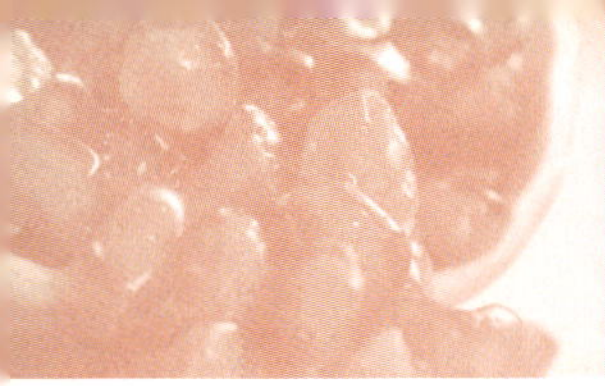

Lauwarmes Lachsfilet mit Currysauce

Zutaten für 4 Personen

200 Naturreis | 600 g Lachsfilet | Fleur de Sel (Meersalz)
weißer Pfeffer aus der Mühle | Chilipulver | Butter zum Bestreichen
1 Zwiebel | 1 Apfel | 2 EL Butter | 1 TL Currypulver | 1 TL Zucker
50 ml weißer Portwein | 150 ml Gemüsebrühe | 100 ml Sahne
50 ml Kokosmilch | 4 EL Granatapfelkerne

Tipp

Vorsicht beim Kauf von Kokosmilch: Lesen Sie genau die Zutatenliste auf der Packung, damit Sie nicht versehentlich zur gesüßten Variante greifen!

Zubereitung

1 | Naturreis nach Packungsangabe in Salzwasser garen. Lachsfilet schräg in dünne Scheiben schneiden und mit Salz, Pfeffer und wenig Chilipulver würzen. Auf ein mit Butter bestrichenes Pergamentpapier legen und im vorgeheizten Backofen bei 160 °C 10 bis 15 Minuten garen lassen.

2 | Für die Sauce Zwiebel abziehen und in kleine Würfel schneiden. Apfel schälen, entkernen und das Fruchtfleisch klein schneiden. Zwiebelwürfel und Apfelstücke in einem Topf mit Butter bei mittlerer Temperatur farblos anschwitzen. Currypulver und Zucker zu den Zwiebeln geben, mit Portwein und Brühe auffüllen und 10 Minuten lang köcheln lassen.

3 | Sahne und Kokosmilch angießen, aufkochen, alles in einen Mixer geben und pürieren. Die Sauce durch ein feines Sieb passieren, mit Salz und Pfeffer abschmecken. Den Lachs mit Reis auf Tellern anrichten und mit der Sauce umgießen. Zum Schluss die Granatapfelkerne darüberstreuen.

Wokgemüse mit Pangasiusfilets und Granatapfel

Zutaten für 2 Personen

350 g Pangasiusfilet | 200 g Blumenkohl | 2 Möhren | 50 g Zuckerschoten | 50 g Champignons | 200 g weißer Spargel | 2 EL Sesamöl
Fleur de Sel (Meersalz) | weißer Pfeffer aus der Mühle
Saft von 1 Limette | 4 EL Sojasauce | 1 Messerspitze Sambal oelek
1 TL Sesam | 2 EL Granatapfelkerne

Zubereitung

1 | Pangasiusfilet kalt abbrausen und in Stücke schneiden.

2 | Blumenkohl putzen, in Röschen teilen und diese in Scheiben schneiden. Möhren, Zuckerschoten und Champignons putzen und klein schneiden. Spargel schälen, holzige Enden abschneiden und ebenfalls in dünne Scheiben schneiden.

3 | Sesamöl in einem Wok erhitzen. Pangasiusfiletstücke salzen, pfeffern und im heißen Öl 3 Minuten rundherum braten. Dann herausnehmen und warm stellen. Blumenkohl im selben Bratöl 2 Minuten lang kräftig anbraten.

4 | Das restliche Gemüse zugeben und unter Wenden etwa 10 Minuten lang braten. Anschließend den Fisch dazugeben und mit Limettensaft, Sojasauce und Sambal oelek kräftig würzen.

5 | Das Gericht auf Tellern anrichten und mit Sesam und Granatapfelkernen bestreuen.

Info

Pangasius ist ein sehr schmackhafter Fisch, der meistens aus Vietnam oder Thailand stammt und einen großen Vorteil hat: Er ist grätenfrei!

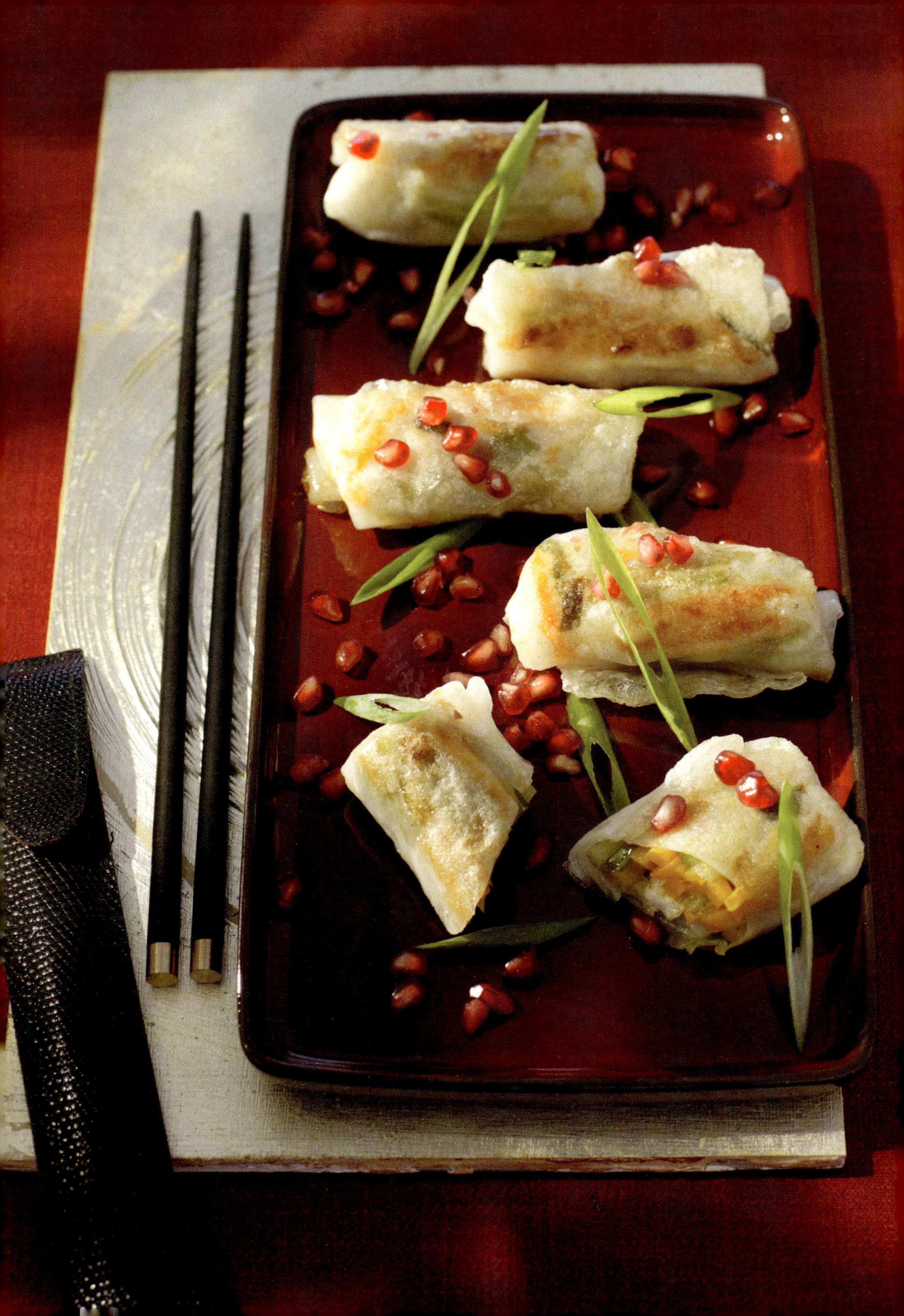

Californiaröllchen mit Hähnchen und Gemüse

Zutaten für 4 Personen

2 Möhren | 100 g Staudensellerie | 3 Lauchzwiebeln | 2 EL Keimöl Salz | Cayennepfeffer | 2 EL Erdnusskerne | 250 g Hähnchenbrustfilet | weißer Pfeffer aus der Mühle | 12 Blätter Frühlingsrollenteig Öl zum Ausbacken | 2 EL Granatapfelkerne

Zubereitung

1 | Möhren putzen, schälen und in feine Streifen schneiden. Sellerie und Lauchzwiebeln waschen, putzen und in feine Streifen (Lauchzwiebeln in spitze Streifen) schneiden. Gemüse in 1 EL Keimöl anbraten, mit Salz und Cayennepfeffer würzen und leicht abkühlen lassen. Erdnüsse hacken und untermischen.

2 | Fleisch kalt abbrausen, trockentupfen, in Streifen schneiden und mit Salz und Pfeffer würzen. 1 EL Öl erhitzen und das Fleisch darin rundherum braten. Herausnehmen und etwas abkühlen lassen.

3 | Teigblätter nach Packungsanleitung vorbereiten und auf einer Arbeitsfläche ausbreiten. Jeweils in der Mitte etwas Gemüse und Fleisch verteilen. Teigblätter von drei Seiten her über der Füllung einklappen, dann zur vierten Seite hin einrollen.

4 | Reichlich Öl in einer Pfanne erhitzen, Röllchen darin rundum in einigen Minuten knusprig braten. Auf Küchenkrepp setzen, abtropfen lassen und auf Tellern anrichten. Mit Lauchzwiebelscheiben und Granatapfelkernen bestreuen.

Frühlingsrollen einmal anders: Californiaröllchen mit Hähnchen und Gemüse.

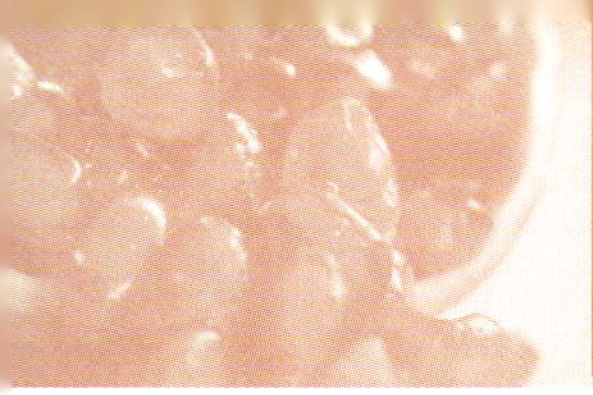

Schweinefilet mit Kartoffel- und Möhrenstiften

Zutaten für 2 Personen

4 Kartoffeln | 4 Möhren | 2 EL Olivenöl | Salz | 1 EL Rosmarinblätter
300 g Schweinefilet | Pfeffer aus der Mühle | 1 EL Butter
1 Zwiebel | 100 ml Sahne | 80 g Bio-Weichkäse | 6 EL Weißwein
1 Stängel Basilikum | 2 EL Granatapfelkerne

Zubereitung

1 | Den Backofen auf 180 °C vorheizen. Kartoffeln und Möhren waschen, schälen, in etwa 5 Millimeter breite Scheiben schneiden und anschließend in dünne, lange Stifte. Ein Backblech mit Olivenöl bestreichen und mit 1 TL Salz und Rosmarin bestreuen. Kartoffeln und Möhren darauf verteilen, mit Salz bestreuen und im Ofen 20 bis 25 Minuten garen. Dabei ab und zu wenden.

Info
Auch wenn es so aussieht: Rosmarin hat keine Nadeln, sondern Blätter.

2 | Inzwischen Filet vierteln, mit Salz und Pfeffer würzen. Butter in einer Pfanne schmelzen und das Fleisch darin von beiden Seiten bei mittlerer Hitze braten. Herausnehmen und warm stellen.

3 | Zwiebel abziehen, fein würfeln und in der Pfanne glasig anschwitzen. Sahne und Käse zugeben, schmelzen lassen und mit Weißwein angießen. Die Sauce mit einem Pürierstab pürieren.

4 | Basilikum in feine Streifen schneiden und zugeben. Die Sauce mit Salz und Pfeffer abschmecken. Schweinefilet mit der Sauce und den Gemüsestiften anrichten. Zum Schluss Granatapfelkerne darüberstreuen.

Lammfilet mit Granatapfelkruste und Gartengemüse

Zutaten für 2 Personen

4 EL geschälte Mandeln | 1 Knoblauchzehe | 1 Scheibe Toastbrot
2 Zweige Thymian | 2 Stängel glatte Petersilie | 2 EL Sahne
2 EL Granatapfelkerne | Fleur de Sel (Meersalz) | Pfeffer aus der Mühle | 10 junge Möhrchen | 100 g Zuckerschoten | 1 EL Butter
1 Bio-Orange | 250 g Lammfilet | 1 EL Olivenöl | 2 Stängel Kerbel

Zubereitung

1 | Mandeln grob hacken. Knoblauch abziehen und fein würfeln. Toast in sehr feine Würfel schneiden. Thymian und Petersilie fein hacken und mit Mandeln, Knoblauch und Toastbrotwürfeln vermischen. Sahne, Granatapfelkerne, Salz und Pfeffer zufügen und das Ganze gut vermengen.

2 | Möhren schälen, längs halbieren, Zuckerschoten putzen. Beides in der Butter andünsten. Orange abreiben und den Saft auspressen. Orangenschale und -saft zum Gemüse geben. Mit Salz und Pfeffer würzen. Zugedeckt bei geringer Hitze ca. 5 Minuten dünsten.

3 | Den Grill zum Überbacken vorheizen. Filet kalt abbrausen, trockentupfen und in einer Pfanne mit heißem Öl bei mittlerer Hitze rundherum anbraten. Mit Salz und Pfeffer würzen. Mandelmasse auf dem Lammfilet verteilen und leicht andrücken. Unter dem Grill etwa 4 Minuten goldbraun überbacken. In der Zwischenzeit Kerbel waschen, trockenschütteln und fein schneiden. Lammfilet mit dem Gemüse anrichten und mit Kerbel bestreuen.

Info

Fleur de Sel (»Salzblume) ist ein besonders wohlschmeckendes Meersalz. Es entsteht an heißen, windigen Tagen als dünne Schicht auf dem Wasser und wird mit einer Schaufel abgeschöpft.

Möhren-Mango-Granatapfel-Shake

Zutaten für 2 Personen

1 Mango | 100 ml Möhrensaft | 5 cl Granatapfelmuttersaft (Reformhaus) | 5 EL Bio-Jogurt | 100 ml Mineralwasser | 2 Spritzer Orangenbitter | 40 ml Ahornsirup oder Zucker nach Geschmack

Zubereitung

1 | Mango waschen, Fruchtfleisch am Stein entlang abschneiden. Für die Dekoration 4 Spalten zur Seite legen. Das übrige Fruchtfleisch schälen und grob würfeln.

2 | Mango mit Möhrensaft, Granatapfelsaft und Jogurt in einen Mixer füllen und pürieren. Mineralwasser mit Orangenbitter und Ahornsirup oder Zucker dazugeben und nochmals aufmixen. In Gläser füllen und servieren.

Pfirsichtraum mit Granatapfel

Zutaten für 4 Personen

2 Pfirsiche | 500 ml Bio-Molke | Saft von 1 Bio-Limette | 2 EL Honig Eiswürfel | 200 ml Sekt | 2 TL Granatapfelkerne

Zubereitung

1 | Pfirsiche waschen, enthäuten, entkernen und das Fruchtfleisch klein schneiden. Molke mit Limettensaft und Honig in einen Mixer geben und pürieren. Molkemischung auf Gläser verteilen, Eiswürfel und einige Granatapfelkerne dazugeben und mit Sekt auffüllen.

Köstlich und gesund: der Möhren-Mango-Granatapfel-Shake.

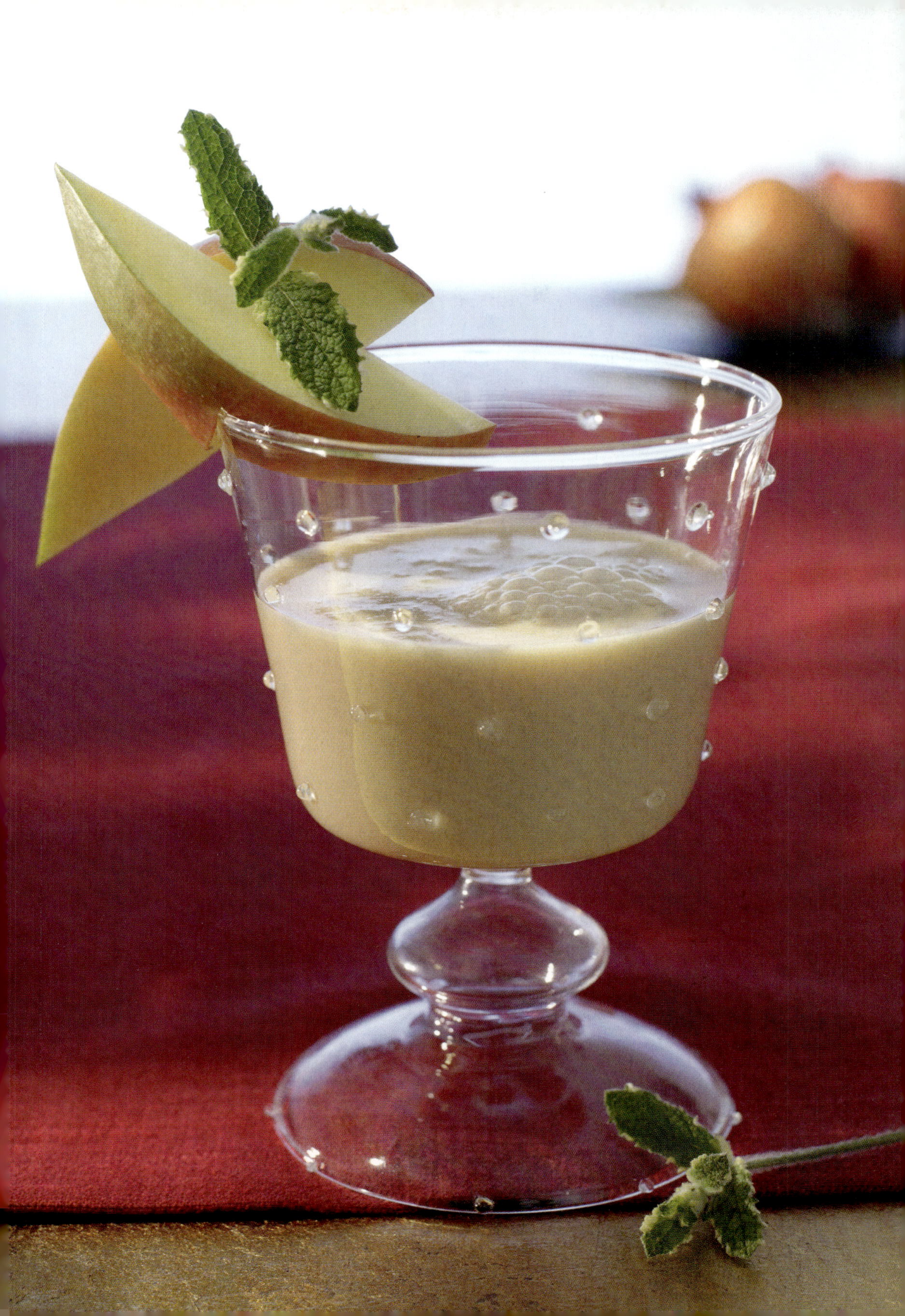

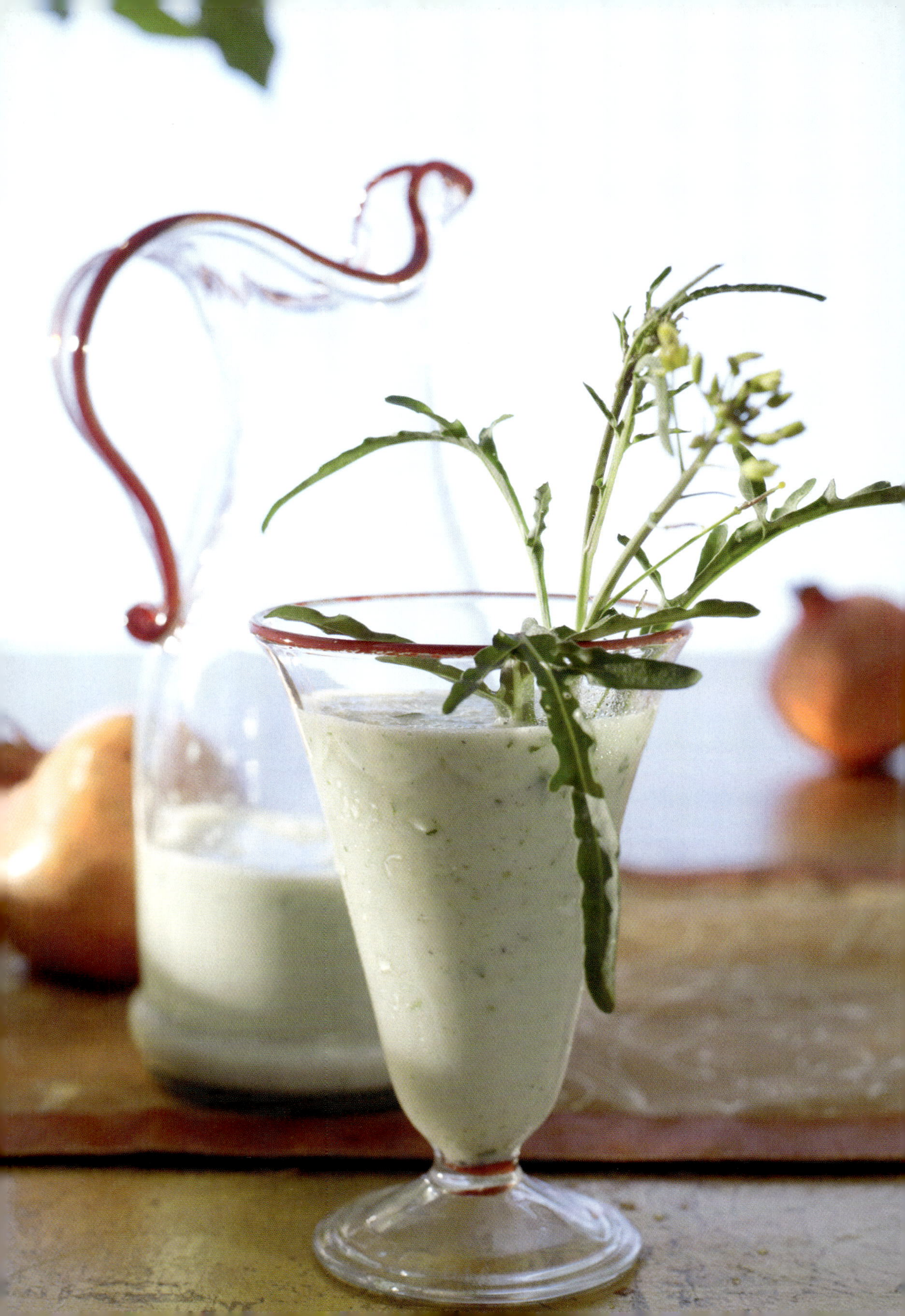

Granatapfel-Buttermilch-Drink

Zutaten für 4 Personen

200 g Salatgurke | 8 Stängel Rucola | 500 ml Bio-Buttermilch
Salz | Pfeffer | 1 EL Granatapfelmuttersaft (Reformhaus)

Zubereitung

1 | Salatgurke waschen, schälen und in Stücke schneiden. Rucola waschen und 4 Stängel klein schneiden.

2 | Gurke und Rucolastücke mit Buttermilch, Salz, Pfeffer aus der Mühle und Granatapfelsaft in einen Mixer geben und durchmixen. Den Drink auf 4 Gläser verteilen, mit Rucola garnieren und servieren.

Granatapfel-Joghurt-Smootie

Zutaten für 2 Personen

2 Birnen | 1 Bio-Zitrone | 150 g Jogurt | 1 Prise Zimtpulver
2 EL flüssiger Honig | 1 EL Granatapfelmuttersaft (Reformhaus)
2 Eiswürfel | 2 Stängel Zitronenmelisse

Zubereitung

1 | Birnen schälen, entkernen und in Stücke schneiden. Zitrone auspressen und mit den Birnen in einen Mixer geben.

2 | Jogurt, Zimt, Honig und Granatapfelsaft hinzufügen und das Ganze durchmixen. Abschmecken, Eiswürfel dazugeben und untermixen. In 2 Gläser füllen und mit Zitronenmelisse garnieren.

Für die Fitness: der Granatapfel-Buttermilch-Drink.

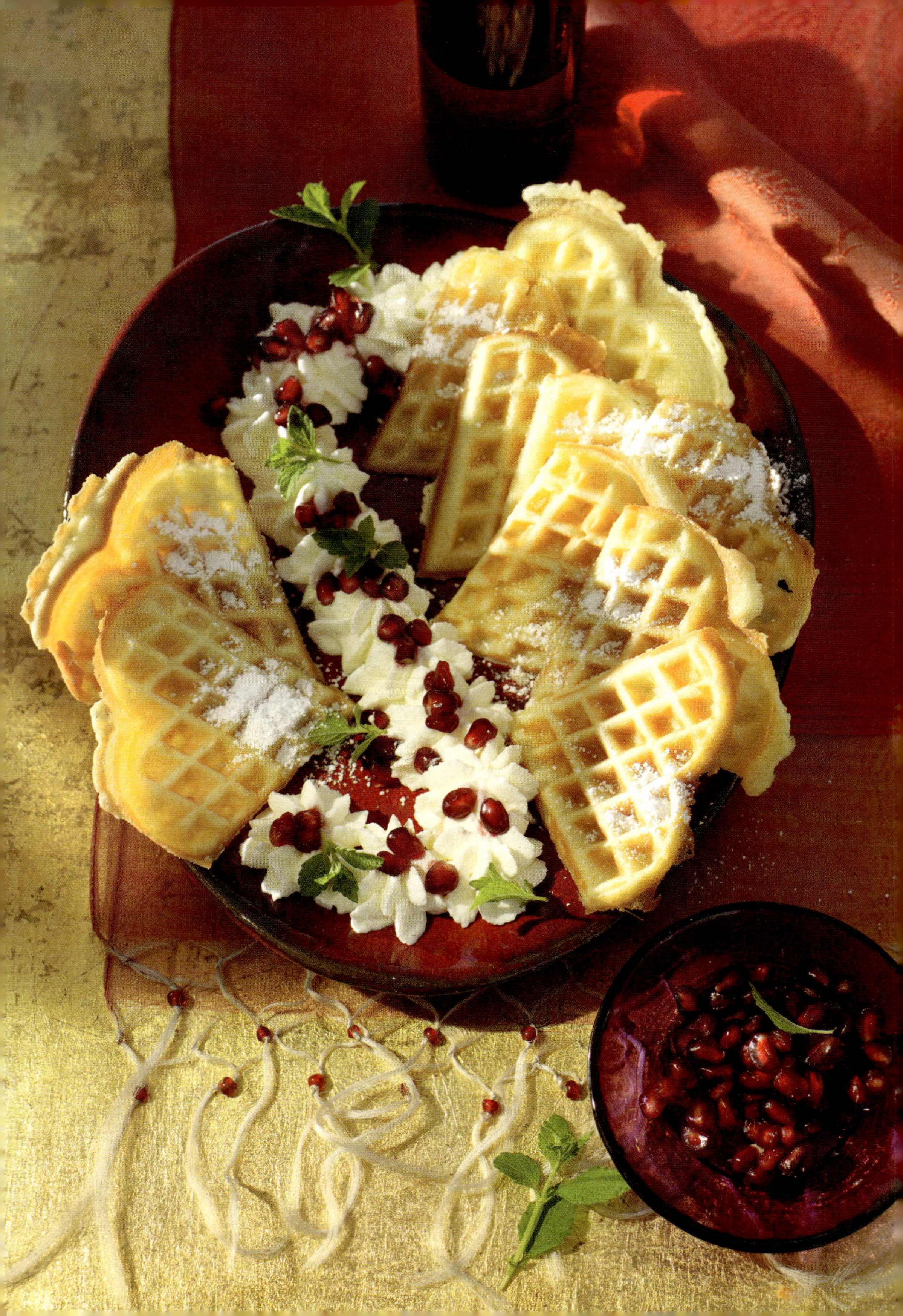

Vanille-Granatapfel-Waffeln

Zutaten für 16 Stück

220 g Zucker | 1 Päckchen Vanillezucker | 250 g Mehl | 250 g Quark 6 Eier | 1 TL Granatapfelmuttersaft (Reformhaus) | 200 g zimmerwarme Butter | 2 EL Puderzucker | 200 g Sahne | 2 EL Granatapfelkerne | 1 Bund Minze

Zubereitung

1 | Für den Waffelteig Zucker, Vanillezucker und Mehl in eine Schüssel geben und alles gut vermischen.

2 | Quark, Eier, Granatapfelmuttersaft und Butter zum Teig hinzufügen und mit einem Handrührgerät rasch zu einem glatten Teig verarbeiten.

3 | Ein Waffeleisen vorheizen. Den Teig mit einer kleinen Schöpfkelle in die Mitte der Waffelform gießen, Deckel schließen und einige Minuten backen.

4 | Die fertigen Waffeln mit Puderzucker bestreuen und auf Tellern anrichten.

5 | Sahne steif schlagen und zu den Waffeln servieren. Mit Granatapfelkernen und kleinen Minzezweigen garnieren.

Tipp

Am besten schmecken die Waffeln, wenn sie heiß sind. Sie können aber auch vorgebacken werden und unmittelbar vor dem Servieren bei 200 °C Umluft im Backofen aufgebacken werden.

Ein Traum für Klein und Groß: heiße Vanille-Granatapfel-Waffeln.

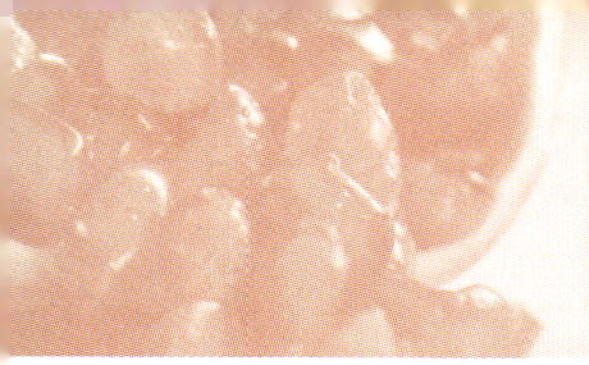

Quarkcreme mit Trockenfrüchten und Granatapfelkernen

Zutaten für 4 Personen

250 g Quark | 150 g Sauerrahm | 80 g Zucker | 1 Päckchen Vanillezucker | 4 Blatt Gelatine oder Agar-Agar | 200 g Sahne
100 ml Orangensaft | 2 EL Honig | 1 Messerspitze Zimtpulver
200 g Trockenfrüchte | 2 EL Granatapfelkerne | Zitronenmelisse

Info

Agar-Agar ist ein sehr gutes Geliermittel und wird aus den Zellwänden von Algen oder Seegräsern gewonnen. Es ist jedoch absolut geschmacksneutral! 1/2 Teelöffel Agar-Agar entspricht in etwa 4 Blatt Gelatine.

Zubereitung

1 | Quark und Sauerrahm in eine Schüssel geben und glatt verrühren. Zucker und Vanillezucker dazugeben und unterrühren.

2 | Gelatine oder Agar-Agar nach Packungsangaben vorbereiten, nach und nach zur Quarkmasse geben und unterrühren. Sahne steif schlagen und zum Schluss unter die Creme rühren.

3 | Die Creme in Förmchen oder Tassen füllen und mindestens für 4 Stunden, am besten jedoch über Nacht, im Kühlschrank stocken lassen.

4 | Orangensaft, Honig und etwas Zimt in einer Schüssel verrühren. Trockenfrüchte klein schneiden, dazugeben und darin marinieren.

5 | Die Förmchen kurz in heißes Wasser tauchen, Creme am Rand mit einem Messer lösen und auf Teller stürzen. Die marinierten Trockenfrüchte mit Granatapfelkernen vermengen und die Quarkcremes damit umlegen. Nach Belieben mit Zitronenmelisseblättchen garnieren.

Register

Impressum

Autor Rezeptteil

Walter A. Drössler ist ausgebildeter Koch und Prüfungsmeister für die IHK München und Oberbayern für gastgewerbliche Berufe. Seine langjährigen Erfahrungen sind in diesem Buch wiedergegeben.

Hinweis

Das vorliegende Buch ist sorgfältig erarbeitet worden. Dennoch erfolgen alle Angaben ohne Gewähr. Weder Autor noch Herausgeber können für eventuelle Nachteile oder Schäden, die aus den im Buch gemachten praktischen Hinweisen resultieren, eine Haftung übernehmen.

Konzeption: Medienservice ProGenuss, Tittmoning, www.pro-genuss.de

Projektleitung: Medienprojekte München

Redaktion: Dr. med. Christiane Lentz

Satz und Layout: Dr. Alex Klubertanz, München

Fotografie: Ulla Mayer Raichle, Hopfen am See (Cover), Michael Holz (Innenteil)

Assistenz: Ali Salehi

Foodstyling/Styling: MSB Versuchsküche, Ute und Walter A. Drössler.

Assistenz: Wolfgang Maier

Umschlaggestaltung: Kuhn Grafik

Printed in Italy

Bildnachweis:

Alle Fotos außer dem Cover stammen vom Medienservice www.pro-genuss.de, 84529 Tittmoning

ISBN 978-3-928554-63-3